DR. MED. DELIA GRASBERGER

Depression natürlich behandeln

Mit behutsamen Schritten wieder zurück ins Leben

Alle wichtigen ergänzenden Behandlungen

Sich wieder spüren – den eigenen Weg finden

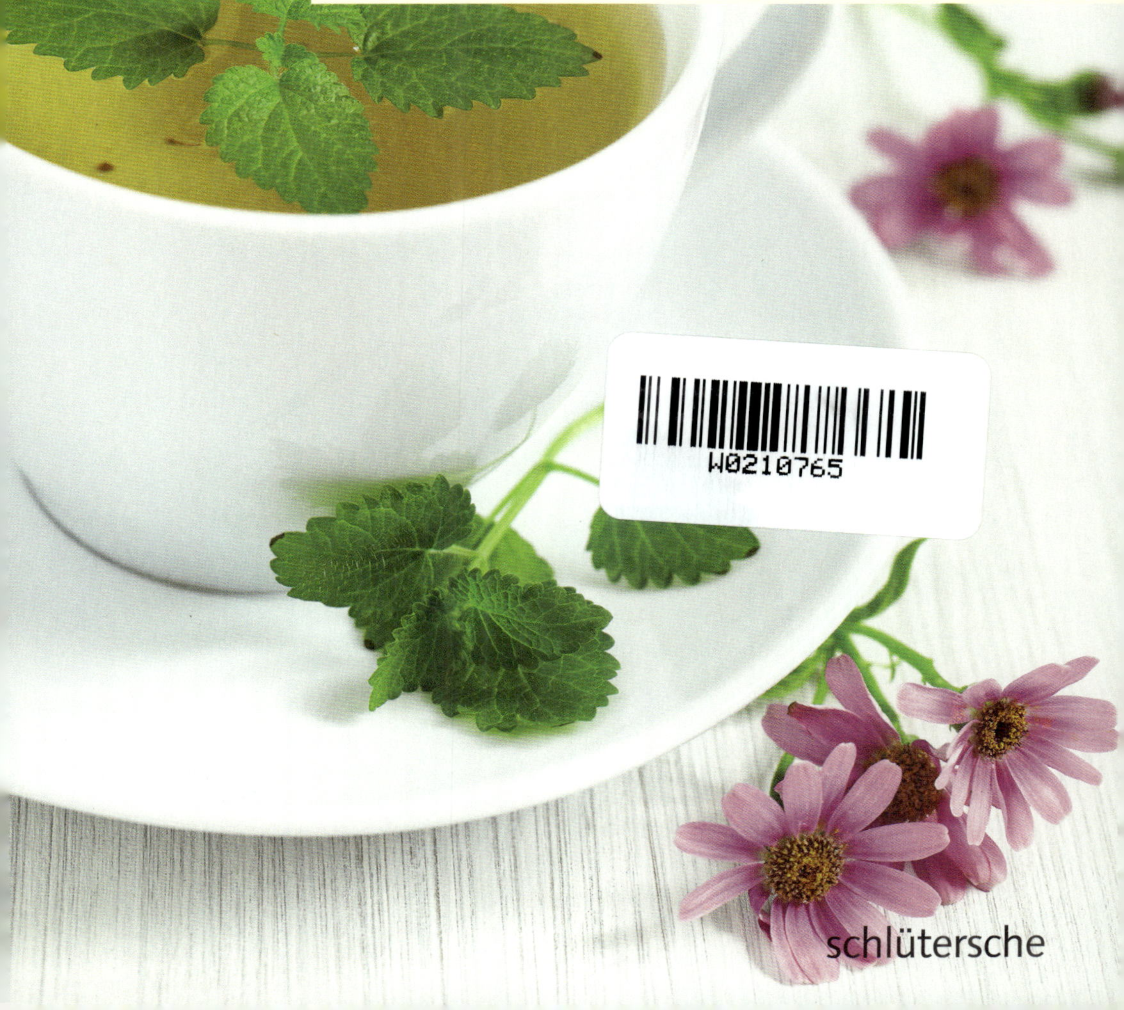

schlütersche

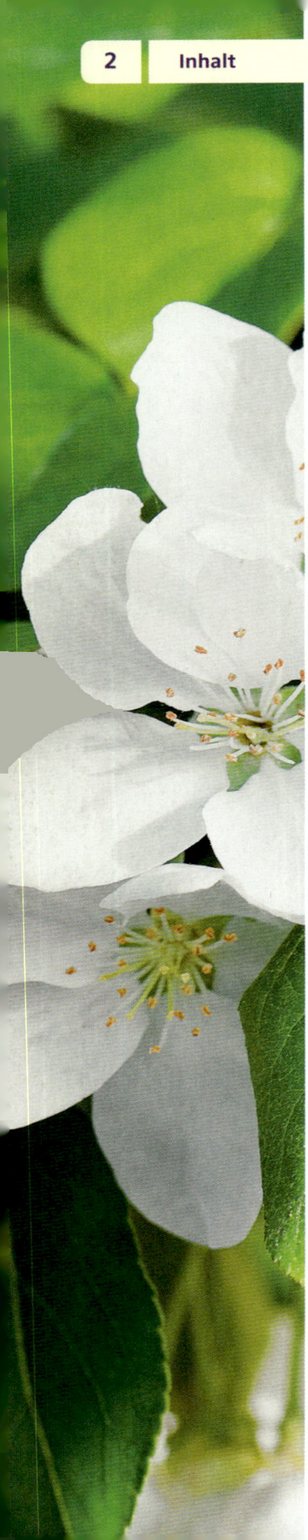

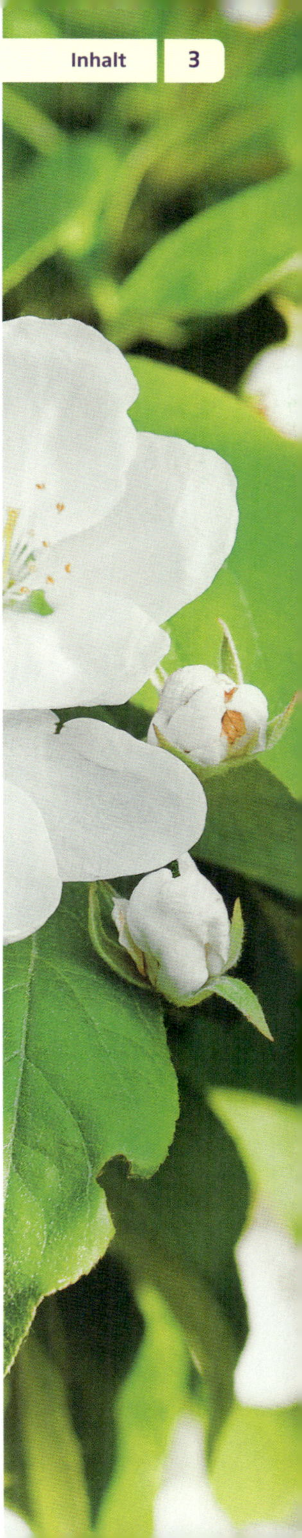

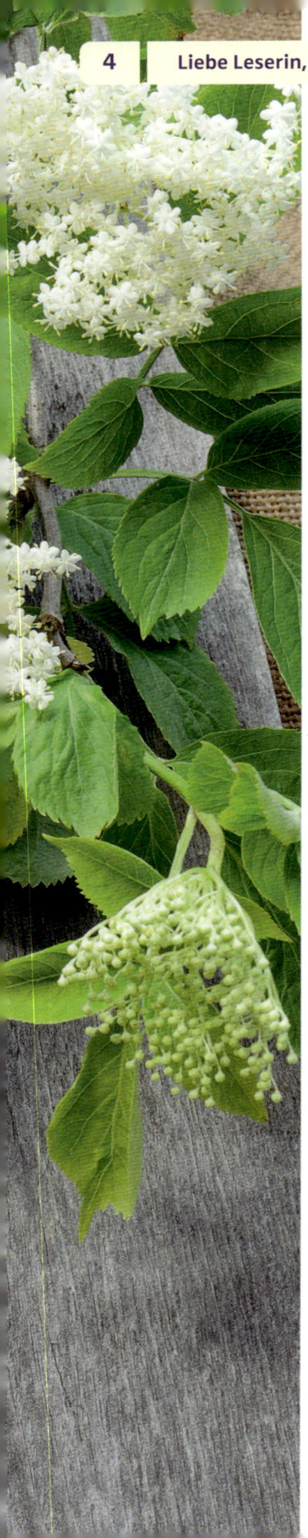

Liebe Leserin, lieber Leser

Sie halten einen Gesundheitsratgeber der Schlüterschen Verlagsgesellschaft in Händen, ein Buch, das Ihnen zeigen wird, dass es wirkungsvolle Möglichkeiten gibt, den eigenen Weg aus einer Depression zu finden. Mehr als hundert verschiedene Naturheilverfahren werden heute im deutschen Sprachraum angewendet. Immer häufiger wird dabei die klassische Schulmedizin mit den positiven Eigenschaften der psychologischen Therapie und Naturheilkunde kombiniert. Hier setzt die Reihe „Natürlich behandeln" der Schlüterschen Verlagsgesellschaft an, deren Autoren es sich zur Aufgabe gemacht haben, alle aktuellen und bewährten Maßnahmen fachkundig zu recherchieren, kritisch zu prüfen und dann leicht verständlich zusammenzustellen.

Dabei verzichten wir auf exotische Verfahren und bevorzugen nachgewiesene Methoden wie Pflanzentherapie, adäquate körperliche Bewegung, Ernährungsänderungen oder Entspannungsübungen. Mit diesem vernunftbetonten Ansatz heben sich unsere Ratgeber von vielen Titeln ab und unterstützen Sie dabei, den Krankheitsverlauf positiv zu beeinflussen. Dafür stehen wir:

- Wir sind Ihr Ratgeberspezialist für Gesundheit.
- Unsere Autoren sind Experten auf ihrem Gebiet, was eine hohe inhaltliche Qualität der Titel sicherstellt.
- Ratgeber werden für Laien geschrieben und nicht für Fachleute. Bei unseren Ratgebern achten wir folglich auf eine leichte Verständlichkeit und sind problemlösungsorientiert.

Falls Sie Anmerkungen zu diesem Buch haben, sei es, dass Sie Lob oder konstruktive Kritik loswerden möchten, oder wenn Sie eine Unstimmigkeit entdeckt haben sollten, so freue ich mich, wenn Sie mir schreiben.

Ihre *Katja-Maria Koschate*
Lektorat Schlütersche Verlagsgesellschaft
koschate@schluetersche.de

VORWORT

Sie sind nicht allein

„Auf die Dauer der Zeit nimmt die Seele die Farbe der Gedanken an.“
Marc Aurel

Wir alle nehmen unsere Welt unterschiedlich wahr, wir sehen und erleben die Dinge aus einer ganz verschiedenen Sicht. Unsere Wahrnehmung der Dinge formt sich durch unsere Erziehung und frühere Erlebnisse. So kommt es, dass der eine die Welt überwiegend farbenfroh und voller Möglichkeiten sieht, während für den anderen die Farbe Grau und Ödnis dominieren. Im letzteren Fall fühlt sich auch der Mensch oft wertlos, nach dem Motto: „Ich kann nichts, ich tu nichts und bin auch noch selber schuld daran“. Vermutlich handelt es sich hierbei um eine Depression.

Nun scheint es so, als ob in den vergangenen Jahren immer mehr Menschen begonnen haben, die Welt depressiv zu betrachten. Wenn auch Sie an einer Depression leiden, so sind Sie nicht allein – die Depression ist eine Krankheit unserer Zeit und kommt in allen Schichten der Gesellschaft vor. Und sie ist ein globales Problem. Nach Angaben der Weltgesundheitsorganisation WHO ist sie die schwerste Krankheit überhaupt, wenn man den Leidensdruck der Patienten mit einrechnet, und sie ist die Nummer zwei nach dem Herzinfarkt, wenn es um die Verringerung der Lebenserwartung geht. Von den etwa 11.000 Suiziden pro Jahr allein in Deutschland werden etwa 70 Prozent von Depressiven verübt. 7.500 Tote: Das sind mehr als alle Verkehrstoten, Verbrechensopfer, Aids- und Drogentoten zusammengenommen.

Aber warum sind so viele depressiv? In Deutschland leben wir doch in der Fülle aller Dinge, in einem materiellen Wohlstand wie nie zuvor. Was hat sich so sehr verändert, dass nach Daten des Max-Planck-Institutes für Psychiatrie 7,8 Millionen Menschen an einer Depression leiden?

Ein Hauptproblem sind die heutigen Arbeitsbedingungen. Viele erhalten nur noch befristete Arbeitsverträge und leben ständig in der Angst, wieder „entsorgt" zu werden und ihre Existenzgrundlage zu verlieren. Die wirklich wichtigen Werte im Leben – sich selbst treu zu sein, die Fähigkeit zu lieben, füreinander da zu sein, einander zu schätzen und zu respektieren, selbstbestimmt zu sein – werden an den Rand gedrängt.

„Das Depressionsrisiko steigt international."

In der Fachliteratur deutet vieles darauf hin, dass das Depressionsrisiko steigt, wenn man Entwertung oder Erniedrigung erfährt oder enge wertschätzende Beziehungen verliert. Kritische Lebensereignisse oder langfristige Belastungen können dann eine Depression auslösen.

In den Industrienationen versuchen viele Menschen, die Depression durch Konsum in den Griff zu bekommen, doch da dies als Ersatzmittel nur für eine kurze Zeit glücklich macht, muss man sich mit immer neuen Anschaffungen betäuben. Echte, dauerhafte Lebensfreude aber entsteht nur, indem wir unsere wirklichen Bedürfnisse ernst nehmen.

Hinzu kommt, dass wir seit der Schule dazu erzogen werden, uns ständig mit anderen zu vergleichen. Sind wir besser oder schlechter als unser Banknachbar? Wird diese Lebenseinstellung dauerhaft einseitig bedient, stellen wir uns vielleicht irgendwann die Frage: „Wozu strengen wir uns so sehr an?" Es gilt also genau abzuwägen, wann wir uns freiwillig vergleichen und wann wir unser „Anderssein" genießen und uns aus dem Hamsterrad herausnehmen.

In der heutigen Welt suggeriert uns Mode, wie wir uns kleiden, Zeitschriften erklären uns, wie wir zu denken haben. Wenn wir nicht aufpassen, geht unsere Einzigartigkeit Stück für Stück verloren. Eingespannt in unsere Arbeitswelt vergessen wir unsere eigentlichen Wünsche, Träume, Fähigkeiten und Begabungen und fühlen uns zunehmend unwohl. Wir können nicht mehr genau orten, woran das liegt, denn die eigene Intuition ist auf der

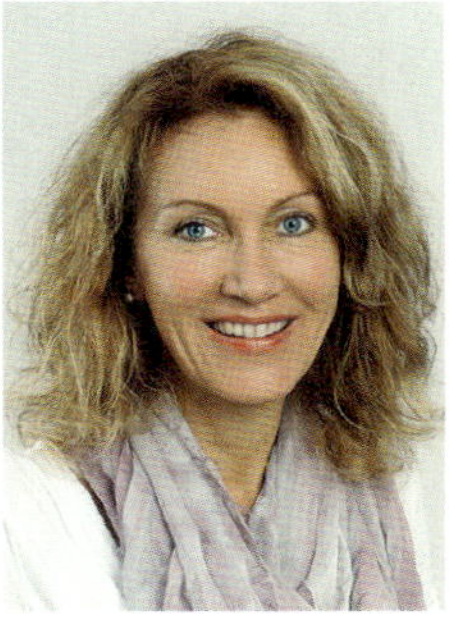

Strecke geblieben, wir sind uns selbst nicht mehr treu und das rächt sich mit einer depressiven Grundstimmung. Wir haben das Gefühl, dass wir nur noch funktionieren, und empfinden das als sinnlos.

Wo ist im Lauf der Jahre die wahre Leidenschaft geblieben, wo der Enthusiasmus, die Welt zu gestalten? Wenn Sie sich an Ihre Kindheit erinnern, dann wissen Sie, dass Sie sich damals mindestens fünfzigmal am Tag begeistern, sich über jede Kleinigkeit freuen konnten. Laufend wurde dabei das Glückshormon Dopamin im Gehirn ausgeschüttet. In der Schule ging die Begeisterung jedoch zunehmend verloren – in dem Maß, in dem der Druck stieg, gut zu sein oder einfach nur „dazuzugehören".

Wir müssten also lernen, uns wieder kreativ zu begeistern, wieder alle Arten von Gefühlen zuzulassen, nicht nur bedrückende und depressive. Dann würde das Leben wieder bunter und farbenfroher.

Es ist höchste Zeit, etwas gegen die Depression zu unternehmen! Ich möchte Ihnen Mut machen, Ihnen mit meinem Rat zur Seite stehen und Wege aufzeigen, die Ihnen helfen sollen, sich aus der Depression zu befreien.

Dr. med. Delia Grasberger

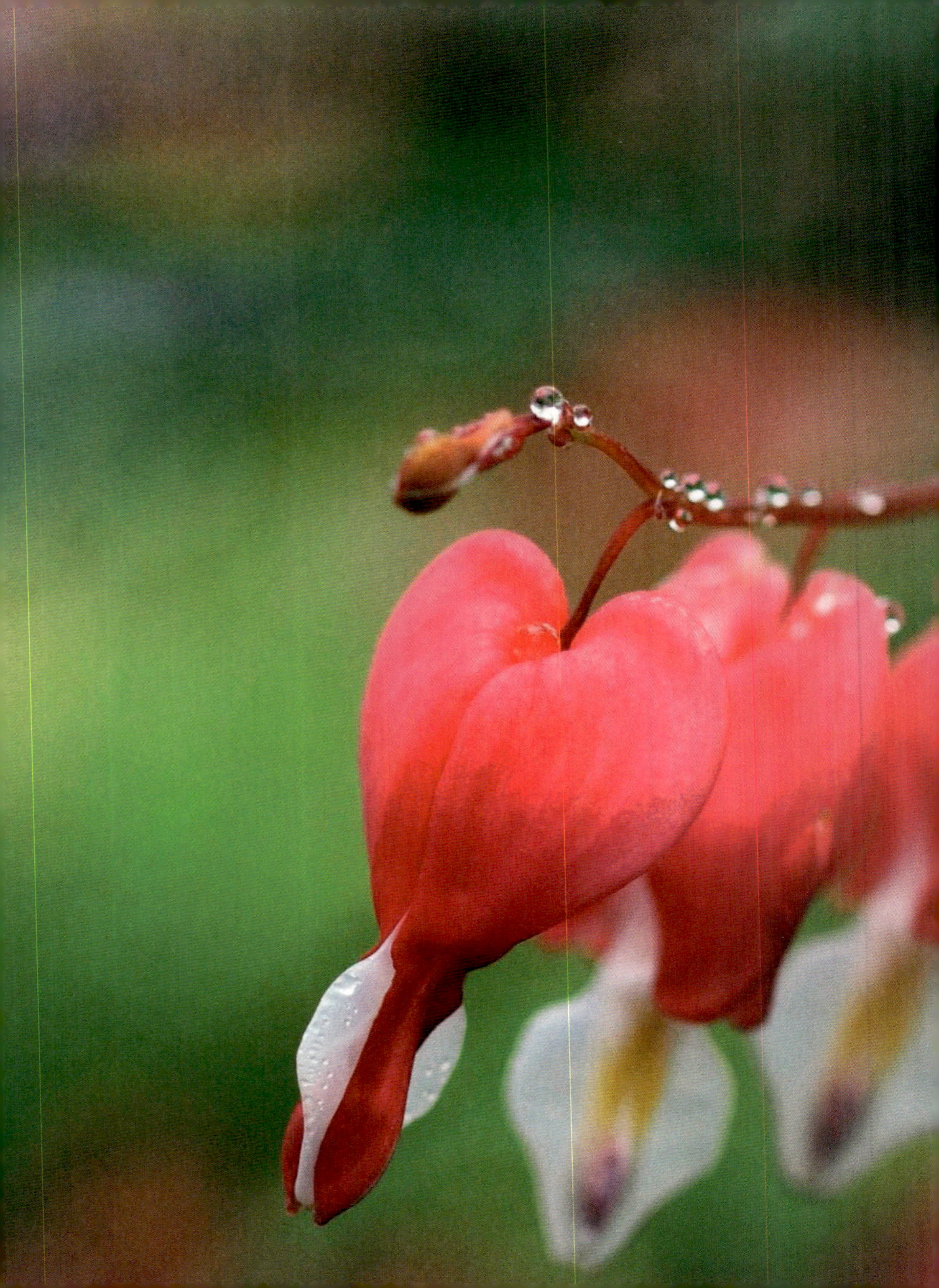

DEPRESSION – WICHTIG ZU WISSEN

Der Schweizer Psychiater C. G. Jung sagte einmal: „Die Depression ist gleich einer Dame in Schwarz. Tritt sie auf, so weise sie nicht weg, sondern bitte sie als Gast zu Tisch und höre, was sie zu sagen hat." Um einen Weg aus der Depression zu finden, müssen wir uns also erst einmal mit ihr auseinandersetzen. Dieses Kapitel hilft Ihnen zu verstehen, was eine Depression ist, woher sie kommt und wie sie sich äußert, und gibt einen Überblick über die verschiedenen Therapiemöglichkeiten.

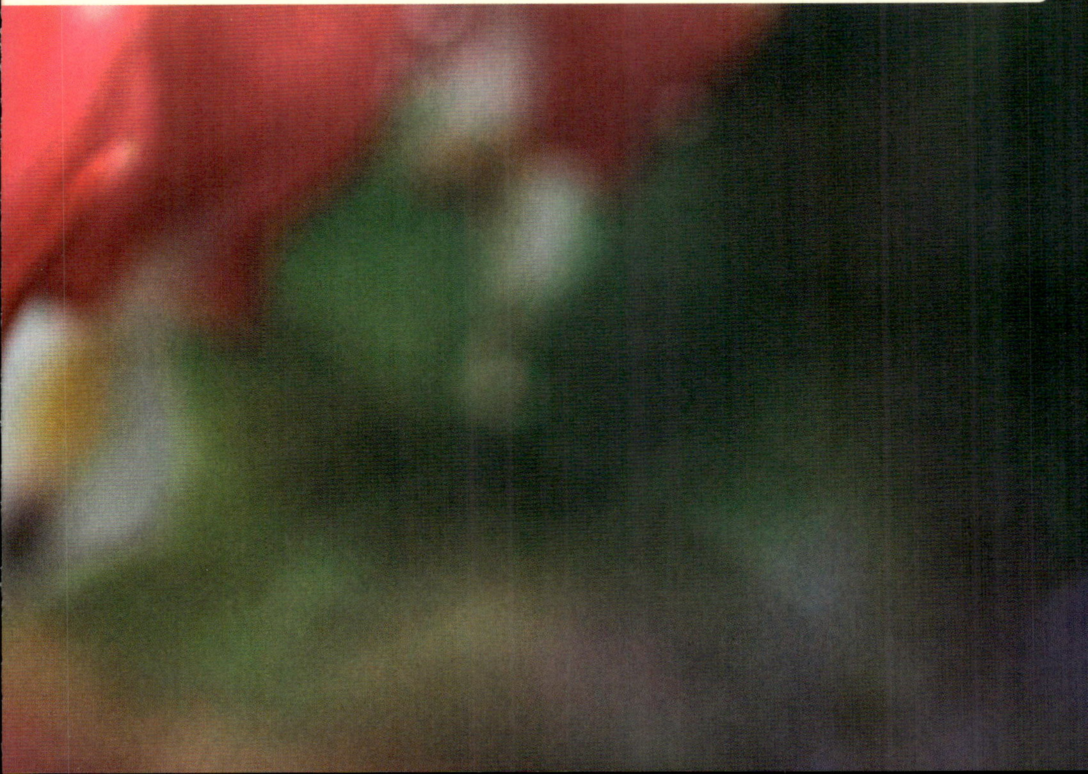

Bin ich depressiv? Die Diagnose

„Wertlos, so schien es ihm, wertlos und sinnlos hatte er sein Leben dahingeführt; nichts Lebendiges, nichts irgendwie Köstliches oder Behaltenswertes war ihm in Händen geblieben. Allein stand er und leer, wie ein Schiffbrüchiger am Ufer."
Hermann Hesse, „Siddhartha"

Bei einer Depression ist das Leben sinnbildlich nicht mehr im Fluss, irgendwo sitzt eine Blockierung der Lebensenergie. Eine tiefe Niedergeschlagenheit, das Gefühl, nichts wert zu sein, sowie die Unfähigkeit, sich zu alltäglichen Verrichtungen aufzuraffen, breiten sich im Inneren aus. Auch Hermann Hesse litt immer wieder an depressiven Verstimmungen, ebenso wie die Schriftsteller Ernest Hemingway, Klaus Mann, Erich Maria Remarque, Norman Mailer oder – im 21. Jahrhundert – die Musikerin Amy Winehouse. Sie alle waren sehr sensible und emotionale Menschen, die sich stark mit ihrer Umwelt und mit sich selbst auseinandersetzten. Aber auch in Ihrer unmittelbaren Nähe kann es Menschen geben, die an einer Depression leiden, oder Sie haben selbst damit zu kämpfen.

Ab wann ist es eine Depression?

Die Depression kann viele Gesichter haben. Nicht immer ist der Fall so eindeutig wie im Fall dieser Patientin, die ein Praktikum auf Mauritius angenommen und sich darauf eigentlich gefreut hatte. In einem Brief schildert sie anschaulich ihre Depression:

„Ich wollte schreiben, dass es mir hilft, hier zu sein. Ich glaube, wenn ich jetzt zu Hause in B. wäre, würde ich wohl gar nicht mehr aufstehen wollen. Das Gefühl, wie abgestumpft zu sein, keinen Sinn in seinem Dasein zu sehen und sich vom „langsam rückwärts fließenden Fluss treiben zu lassen" ist leider an manchen Tagen trotzdem sehr dominie-

rend. Das ist schade, weil ich glaube, dass es viele Menschen unendlich glücklich machen würde, hier zu sein, und ich bin da und kann es nicht würdigen.
Die Momente, in denen ich nur weinen möchte oder einfach nicht mehr da sein will, kommen trotzdem immer wieder. Manchmal, wenn es viel Sonne und Ablenkung gibt, komme ich auf andere Gedanken, zumindest für kurze Zeit, und es dreht sich nicht mehr alles um das Gefühl, dass ich nicht mehr weitermachen will …
Es gibt so viel schlimmere Dinge und andere Menschen leiden unter wirklichen Problemen, aber ich kann diese Gedanken, den Frust und die Angst einfach nicht mehr loslassen."

Anders als diese Patientin können viele Betroffene ihre Symptome jedoch nicht richtig einordnen und verstehen selbst nicht, was mit ihnen los ist.

Die Beschwerden können dabei alle Bereiche betreffen, äußern sich häufig als Verlust seelischer Vitalität – deshalb wurde die Depression auch schon als „Losigkeitenkrankheit" bezeichnet, denn die Patienten fühlen sich hilflos, gefühllos, antriebslos, schlaflos, hoffnungslos … Und obwohl der Patient leidet, findet der Allgemeinarzt bei der körperlichen Untersuchung häufig keinen krankhaften Befund. Mancher hat bereits zahlreiche Untersuchungen über sich ergehen lassen, ohne dass jemand die richtige Diagnose gestellt hätte, und sucht immer noch verzweifelt Hilfe.

Dabei kann eine Depression sowohl plötzlich als auch schleichend beginnen. Ein Patient, der als Manager bei einer großen Firma arbeitete und eine beträchtliche Karriere gemacht hatte, berichtete mir, wie er eines Abends in der Firma vor dem Computer saß und sich plötzlich fragte, wieso er sich das alles antue und welchen Sinn es mache, ständig dort weiterzuarbeiten. Es sei ihm vorgekommen, als hätte sich plötzlich ein Schalter umgelegt, und er habe sich gefragt, ob er sich nicht gleich das Leben nehmen solle, weil ja doch alles keinen Sinn ergäbe.

> !
>
> Eine Depression kann urplötzlich, aber auch allmählich beginnen.

Eine andere Patientin berichtete mir, wie sie bemerkte, dass ihr Interesse an neuen Erlebnissen ebenso nachließ wie die Intensität des Geschehens und ihre Anteilnahme an der äußeren Welt. Die Tage wurden grauer, Spaziergänge, die sie früher gern gemacht hatte, wurden zunehmend anstrengender, das Elend in der Welt fiel ihr immer mehr auf. Später konnte sie sich immer schwerer aufraffen, überhaupt morgens aufzustehen, sie fragte sich, wozu sie das tun sollte, konnte sich auch nicht mehr an ihren Kindern erfreuen, sondern erlebte sie immer mehr als Anstrengung. Zunehmend entwickelte sie Schuldgefühle und fragte sich, ob sie nicht eine Belastung für ihre Familie sei, da sie so wenig Unterstützung bieten konnte. Gleichzeitig raubten ihr diese Gedanken noch mehr Kraft. Sie vernachlässigte ihre Körperpflege und konnte sich gleichzeitig nicht mehr im Spiegel ansehen, ohne in noch größere Verzweiflung zu stürzen.

Die Beschwerden am Beginn können ganz unterschiedlich sein. Während die einen Patienten am Beginn über Müdigkeit, schlechte Laune, Gedächtnis- und Konzentrationsstörungen klagten, berichteten andere über eine allgemeine Lustlosigkeit, die mit einer zunehmenden Resignation einherging, bis sie sich zuletzt gar nicht mehr aufraffen konnten.

!

Gedächtnis- und Konzentrationsstörungen sind häufig ein erstes Anzeichen für eine Depression.

Manche Patienten fühlen sich in erster Linie innerlich leer und gefühllos und können nicht mehr auf freudige Ereignisse reagieren. Sie verlieren ihren Antrieb und ihre Freude, müssen sich zu allem überwinden, anfangs nur zu ungeliebten oder kräftezehrenden Aufgaben, später auch zu leichteren und angenehmeren Tätigkeiten. Sie schaffen es nicht mehr, sich Ziele zu setzen, vernachlässigen ihren Beruf, ihre Freunde und ihre Familie, im schlimmsten Fall sogar ihren eigenen Körper und die Nahrungsaufnahme.

Allen gemeinsam ist das Gefühl einer Abwärtsspirale, der man immer weniger entgegensetzen kann, sowie das Gefühl, Misserfolge nicht mehr so leicht verkraften zu können wie früher.

Selbst Kleinigkeiten können die tiefe Niedergeschlagenheit verstärken.

Der Unterschied zwischen Trauer und Depression

Um herauszufinden, ob man an einer Depression leidet, gilt es zunächst, sie von Trauer abzugrenzen. Beide sind in vieler Hinsicht ähnlich, doch gibt es auch wichtige Unterschiede.

Auf einen schweren Verlust oder ein Unglück reagieren wir mit Trauer, sie ist eine der schmerzlichsten Erfahrungen, die ein Mensch machen kann. Wie gut man mit ihr umgehen kann, ist von Mensch zu Mensch unterschiedlich, ganz allgemein lassen sich aber vier Phasen beobachten.

Die vier Phasen der Trauer

Phase 1: Verleugnung und Protest
Der Betroffene will den Verlust nicht wahrhaben.

Phase 2: Verzweiflung
Heftige Gefühlsausbrüche, wie Wut, Zorn, Schuldgefühle und Schuldzuweisungen, oder Schmerz treten auf, begleitet von Schlafstörungen, einer erhöhten Infektanfälligkeit und eventuellem Konsum von Betäubungsmitteln wie Tabletten, Alkohol oder Nikotin.

Phase 3: Trennung und Abschied
Die Gedanken kreisen um den Schicksalsschlag, der Betroffene zieht sich zurück, die Vergangenheit wird dabei verklärt, aber allmählich wird die Realität wieder akzeptiert.

Phase 4: Hinwendung zur Umwelt
Der Trauernde öffnet sich wieder der Welt und den sozialen Beziehungen. Einerseits wird dabei das Leben wieder reicher und intensiver erlebt, andererseits hat er aber zunächst noch Angst vor einer erneuten Enttäuschung.

!

Der Trauerprozess durchläuft vier Phasen.

Eine Trauer vergeht normalerweise von allein, wenn auch manchmal erst nach einer längeren Zeit. Sogar das „Trauerjahr“ kann zu kurz erscheinen. In dieser Zeit kann es allerdings vorkommen, dass die Trauernden von ihrer Umgebung nach einer Zeit der „Schonung“ als Belastung erlebt werden. Dann normalisiert sich das Gefühlsleben wieder, ein innerer Frieden tritt ein, nur gelegentlich taucht im Zusammenhang mit bestimmten Erinnerungen ein kurzer Schmerz auf.
Wann aber wird aus der Trauer eine Depression?

!

Im Unterschied zur Trauer geht eine Depression mit dem Gefühl einher, wertlos zu sein.

Der entscheidende Unterschied besteht darin, dass die Depression mit einem Verlust des Selbstwertgefühls, mit einem Gefühl der eigenen Wertlosigkeit einhergeht.

Ein weiteres Kennzeichen können Suizidgedanken sein. In diesem Fall muss man sofort einen Arzt zu Rate ziehen, bevor diese Gedanken wie ein Sog und ein Zwang wirken.

Eine Depression kann sich auch entwickeln, wenn die Trauer unterdrückt wird und nicht ausgelebt werden kann. Dann drohen seelische und körperliche Folgeerscheinungen. Deshalb sollte man einem Trauernden seine Verbundenheit durch kleine liebevolle Gesten signalisieren, aber nicht versuchen, den Trauerprozess zu beschleunigen und schon gar nicht dem Trauernden seine Trauer auszureden.

Die psychischen und körperlichen Symptome einer Depression

Es gibt sogenannte depressive Hauptsymptome, die deshalb so heißen, weil sie bei den meisten Depressionen vorkommen. Sie müssen nicht unbedingt alle auftreten, aber je mehr von ihnen vorhanden sind, desto größer ist die Wahrscheinlichkeit, dass eine Depression vorliegt.

Die drei psychischen Hauptsymptome nach der internationalen Klassifikation ICD-10

- Depressive Stimmung (keine Trauer!)
- Freudlosigkeit und Interessenverlust
- Erhöhte Ermüdbarkeit und Antriebsmangel

!

Bei der schweren Depression treten alle drei Hauptsymptome auf.

Weitere häufig anzutreffende Zusatzsymptome

- Mangelndes Selbstwertgefühl
- Entschlussunfähigkeit
- Angst- und Panikzustände
- Konzentrationsstörungen
- Gefühle von Schuld- und Wertlosigkeit
- Negative Zukunftsperspektive und Hoffnungslosigkeit
- Lebensüberdruss, Selbsttötungsabsicht
- Schlafstörungen
- Appetitveränderungen

Die drei Schweregrade der Depression

Anhand der Haupt- und zusätzlichen Symptome unterteilt man die Depression in drei Schweregrade:

1. Leichte depressive Episode: Es finden sich mindestens zwei Hauptsymptome und zwei andere häufige Symptome; die Krankheitszeichen sind nicht besonders ausgeprägt.
2. Mittelgradige depressive Episode: Es finden sich mindestens zwei Hauptsymptome und drei bis vier weitere Symptome, einige davon sind besonders ausgeprägt.
3. Schwere depressive Episode: Es finden sich alle drei Hauptsymptome und mindestens vier weitere Symptome, von denen einige besonders ausgeprägt sind.

Die drei psychischen Hauptsymptome

Die drei Hauptsymptome sind die häufigsten Kennzeichen bei jeder Depression. Die folgenden Fallbeispiele machen die Symptome deutlich.

Depressive Stimmung

„Seit drei Monaten geht es mit richtig schlecht, mein Umfeld reagiert auf meine schlechte Laune zunehmend gereizt. Ich habe keine Lust mehr, in meiner Freizeit irgendetwas zu unternehmen, sage Verabredungen kurzfristig ab, gehe mit den Kollegen nicht mehr in die Kantine, stattdessen schlafe ich auf der Couch ein. Meine Frau ist langsam besorgt."

Das niedergedrückte Lebensgefühl gab der Krankheit auch ihren Namen. Das lateinische „deprimere“ bedeutet „niederdrücken“. Der Betroffene fühlt sich bedrückt, obwohl die äußeren Umstände nicht unbedingt einen Anlass dafür bieten müssen. Im Unterschied zu einer Trauerreaktion, die sich auf äußere Umstände bezieht, hält das Gefühl als Dauerstimmung mindestens zwei Wochen an und stellt sich eher von innen her ein. Es kann einen äußeren Auslöser geben, es muss aber nicht. Die Welt verliert ihre Farbigkeit, wird dunkler und grauer. Das Lachen der Mitmenschen wird eher schmerzhaft oder neidvoll wahrgenommen, schlimmstenfalls als Auslachen gedeutet. Die Gefühlswahrnehmungen engen sich immer mehr auf eine allgemeine Niedergeschlagenheit ein und sind nicht mehr klar von anderen Gefühlszuständen differenziert.

!

Die Depression kann ohne einen bestimmten Anlass beginnen.

Freudlosigkeit und Interessenverlust

„Seit einigen Wochen leide ich an einer Depression. Seitdem kann ich mich über nichts mehr freuen, habe aber auch keine traurigen Gefühle, ich fühle mich nur noch leer. Selbst meiner Frau und meinen Kindern gegenüber kann ich keine Emotionen mehr fühlen. Was soll ich tun?"

Dass Freude und Interesse nicht immer gleich stark sind und auch mal nachlassen, ist ganz natürlich und bringt uns immer wieder neue Erfahrungen. Insgesamt fühlen wir uns dem Leben trotzdem positiv verbunden. Der depressive Mensch aber stellt genau diese Verbundenheit infrage, bei ihm zieht sich die Interessen- und Freudlosigkeit durch alle Lebensbereiche und wird zur allgemein lähmenden Veränderung. Er fühlt sich ausgeschlossen von der Welt, die ihre Attraktivität einbüßt, sei es in Bezug auf Beruf, Hobbys oder die Beziehung zu seinen Mitmenschen. Bei schweren Depressionen stellt sich irgendwann ein Zustand der „Gefühllosigkeit" ein, der Betroffene fühlt sich innerlich tot und wirkt von außen wie erstarrt. Aber obwohl er sich als gefühllos erlebt, leidet er darunter – auch wenn das in sich eigentlich ein Widerspruch ist. Er spürt innerlich den Mangel an Gefühl als Verlust, kommt sich vor wie ein Zombie.

!

Depressive Menschen leiden darunter, dass sie keine Gefühle mehr empfinden können.

Erhöhte Ermüdbarkeit und Antriebsmangel

„Es gibt für mich gute und schlechte Tage, aber die Letzteren nehmen ständig zu, dann bin ich so müde, dass ich nur noch schlafen könnte. An den besseren Tagen versuche ich, wenigstens das Nötigste möglichst rasch zu erledigen, um mich dann wieder auszuruhen. Aber natürlich bleiben dadurch auch Dinge liegen und der Berg an unerledigten Aufgaben wächst, ich bekomme immer mehr Druck und fühle mich minderwertiger. Je mehr ich mich dabei anstrenge, desto schwieriger wird es. Ich fürchte, dass sich der Zustand weiter verschlechtert."

Kennen Sie die Sage vom griechischen Sisyphos, der dazu verdammt ist, einen schweren Stein immer wieder den Berg hinaufzurollen, nur um zu erleben, dass alles vergeblich war, weil er wieder hinabrollt? Und der dabei müder und kraftloser wurde? So ähnlich fühlt sich ein depressiv Erkrankter.

Wie ein bleierner Umhang legt sich die Müdigkeit und Antriebslosigkeit auf den Depressiven. Bereits morgens schafft er es

!

Ein typisches Symptom ist die bleierne Müdigkeit.

kaum aufzustehen, jede Bewegung kann zur unmäßigen Anstrengung ausarten. Anforderungen kosten eine schier unüberwindliche Kraft, der innere Widerstand wird ständig größer.

Auch gesunde Menschen haben manchmal Hemmungen, etwas Bestimmtes zu tun, leiden etwa unter Prüfungsangst oder haben Angst davor, einen Vortrag zu halten. Beim Depressiven erstreckt sich diese Hemmung aber zunehmend auf alle Gebiete, selbst auf Kleinigkeiten wie Zeitunglesen. Äußerlich fällt der schleppende, schwerfällige Gang auf, die Sprache wird langsamer, das Denken verlangsamt sich. Hinzu kommt eine allgemeine Müdigkeit, die auch ein vermehrtes Schlafbedürfnis nicht abdeckt. Das führt in der Regel zum sozialen Rückzug.

Sonderform: die „agitierte" Depression

„Ich arbeite in einem Planungsbüro, wo ich sehr erfolgreich bin. Auch in meiner Familie mit drei Kindern läuft alles reibungslos. In der letzten Zeit habe ich festgestellt, dass meine Haut immer dünner wurde, auch im wörtlichen Sinn, ich habe schon begonnen, sie aufzukratzen. Zusätzlich leide ich an Migräne und brauche dann Ruhe. Nun möchte ich das autogene Training erlernen, um zur Ruhe zu kommen. Ich habe verschiedentlich Informationen eingeholt, aber das genügt mir alles nicht. Nun überlege ich, zu einer Therapeutin zu fahren, die einige hundert Kilometer entfernt ist. Ich komme einfach nicht zur Ruhe."

Hier ist der Kranke einerseits innerlich unruhig und bis zum Zerreißen gespannt, andererseits ständig in Bewegung, um diese Anspannung irgendwie abzubauen. Entsprechend schlecht ist der Schlaf, der Betroffene wälzt sich unruhig im Bett hin und her, wacht zu früh auf, wird von negativen Gedanken gequält, sodass er sich lieber aufrafft und hundemüde aufsteht. Äußerlich zeigt sich diese Depression am Getriebensein und der erregten Mimik, die Bewegungen wirken fahrig und bisweilen zittrig. Die Kranken sind besonders sensibel für Außenreize. Lärm, beispielsweise von

Kindern, oder grelles Licht werden zeitweise als unerträglich empfunden und zerren an den Nerven. Manchmal treten Weinkrämpfe auf.

!

Die Depression kann auch in rastloser Form auftreten.

Weitere psychische Symptome

Die folgenden Zustände und Symptome begleiten häufig eine Depression. Treten sie oft und verstärkt auf, gehören sie zu den Alarmsignalen.

Mangelndes Selbstwertgefühl

„Zurzeit ist es wieder besonders schlimm. Ich rede mir ein, dass ich fürchterlich aussehe, zu dick bin, nichts wert bin, dass die Leute mich nicht leiden können, weil ich so hässlich bin. Ich fühle mich so schlecht, dass ich teilweise Angst habe, das Haus zu verlassen, es ist bereits eine Überwindung für mich, einkaufen zu gehen. Da ich mir nichts mehr zutraue, geht auch mit meiner Ausbildung nichts mehr weiter. Ich traue mich nicht, mit jemandem darüber zu reden. Immer weniger schaffe ich meine Alltagsaufgaben, weil meine Gedanken mich so stark belasten. Der Zukunft blicke ich auch immer hoffnungsloser entgegen."

Jeder Depressive hat immer auch ein gestörtes Selbstwertgefühl, obwohl umgekehrt bei einem gestörten Selbstwertgefühl nicht unbedingt eine Depression als Ursache vorhanden sein muss. Die Gedanken kreisen ständig um die eigenen Fehler und Unzulänglichkeiten, sie werden verstärkt wahrgenommen, während die persönlichen Stärken und Erfolge nicht wahrgenommen werden. Selbst frühere Leistungen sind nichts mehr wert, werden entwertet. Diese Gedankenkette mündet schließlich in der Überzeugung, dass es für alle anderen besser wäre, wenn man nicht auf der Welt wäre. Gleichzeitig gerät man durch das angeschlagene Selbstwertgefühl in einen Teufelskreis, indem man Chancen ungenutzt verstreichen lässt, weil man sie sich nicht zutraut und sich auch nicht entsprechend präsentiert.

!

Durch das angeschlagene Selbstwertgefühl geraten Depressive oft in eine Abwärtsspirale.

Entschlussunfähigkeit

„Mein ganzes Leben lang schlage ich mich mit den Gedanken herum, wie ich mich entscheiden soll. So fragte ich mich wochenlang, ob ich diese Wohnung mieten sollte oder doch lieber die andere. Ich fragte alle Freunde und selbst als mich alle darin bestärkten, zweifelte ich weiter. Dann verliebte ich mich in meinen neuen Nachbarn. Seitdem zweifle ich aber ständig, ob er wirklich der Richtige für mich ist. Er liebt mich, auch meine Freundinnen sind von ihm begeistert, aber er ist irgendwie anders als ich, kleidet sich anders, die Wohnung ist anders. Doch wenn er mich verließe, würde für mich eine Welt zusammenstürzen, das würde ich nicht aushalten. Momentan überlege ich auch, ob ich mich zu einer Qualifizierung anmelden soll und ob ich ein bestimmtes Auto kaufen soll oder doch ein anderes. Dadurch bin ich ständig im Stress und habe bereits Dauerkopfschmerz und einen Tinnitus. Ich komme nicht zur Ruhe und finde mein Leben zu anstrengend. Eigentlich möchte ich am liebsten nur meine Ruhe haben."

!

Nebensächlichkeiten können zum unlösbaren Problem werden.

Egal, ob es um die Auswahl eines Kleidungsstückes oder um die Bestellung im Restaurant geht, depressiv Erkrankte leiden sehr häufig an einer Entscheidungsschwäche, denn sie haben große Angst davor, etwas falsch zu machen. Selbst unbedeutende Alltagsentscheidungen werden plötzlich zu einem unlösbaren Problem. Statt sich zu entscheiden, grübeln depressive Menschen stundenlang und machen sich manchmal hinterher Vorwürfe, weil sie dadurch Zeit vertrödeln. Verstärkt werden diese Symptome noch durch die innere Denkhemmung und die allgemeine Antriebslosigkeit. Auch aufgrund des mangelnden Selbstbewusstseins traut sich der Depressive häufig nicht die richtige Entscheidung zu.

Angst- und Panikzustände

„Meine Mutter leidet seit 30 Jahren an einer Angststörung mit Panikattacken und ich musste sie vor zwei Wochen ins Krankenhaus bringen, da das EKG auffällig war. Wie sich herausstellte, war sie vom Stress gezeichnet und jetzt ist sie krankgeschrieben.

Ab diesem Zeitpunkt fingen bei mir die Symptome einer Angststörung wieder an. Ich bekam plötzlich einen schnellen Puls, den ich bis zum Hals spürte, anhaltende Schlafstörungen (ich wache mehrmals nachts auf und schlafe nie richtig durch), ich fühle mich permanent überfordert und habe dauernd irgendwelche körperlichen Symptome. Der Kardiologe fand aber keine Herzprobleme.

Am letzten Wochenende dann kam zu den Angststörungssymptomen noch eine Art Melancholie hinzu. Ich habe den Verdacht, dass es sich hier zusätzlich um eine Depression handelt. Ich bin lethargisch, habe keine Lust, irgendwas zu unternehmen, bin antriebslos, grübele, komme nicht zur Ruhe. Außerdem habe ich immer noch die unbegründete Angst, dass mein Herz doch krank ist. Ich habe im Moment Urlaub, worauf ich lange hingefiebert habe, doch nun ist jeder Tag eine Qual, weil ich dauernd denke, welches Zipperlein meldet sich als Nächstes. Ich kann mich für nichts begeistern, jeder Schritt ist mir zu viel, ich versuche zu schlafen, aber auch das gelingt mir nicht. Ich habe dann Alpträume oder wache erschrocken auf und merke, dass mein Herz schnell schlägt. Durch Gespräche mit meiner Mutter, die mir oft die Angst etwas nimmt, ist es einigermaßen erträglich, aber ich habe keinerlei Lebensqualität mehr."

Natürlich gibt es auch beim Depressiven begründete Ängste, etwa dass er aufgrund seiner Erkrankung seinen Job verliert oder vom Partner, der das nicht mehr aushält, verlassen wird. Die Angst vor der Zukunft kann durchaus eine realistische Basis haben. Aber meistens sind diese Sorgen völlig überzogen und nur scheinbar real.

Der Depressive fühlt sich von ihnen ständig bedrängt, sodass er darüber grübelt, ohne einen Ausweg zu finden.

Bei einer Depression können einen die Angstzustände aber auch plötzlich grundlos überfallen „wie ein wildes Tier", ohne

!

Mit dem Abklingen der Depression verschwindet in der Regel auch die Angst.

dass ein nachvollziehbarer Auslöser vorhanden ist. Der Betroffene fühlt sich dieser Angst völlig ausgeliefert, die oft von körperlichen Reaktionen wie Atemnot oder Herzrasen begleitet ist. Die Verunsicherung kann sich auf die ganze Familie übertragen, wofür sich der Betroffene dann auch noch verantwortlich und schuldig fühlt. Die Angst vor Krankheiten kann das Leben schließlich so einschränken, dass der Erkrankte schließlich beginnt, angstbesetzte Situationen zu meiden. Irgendwann kommt es dann zu der „Angst vor der Angst". Die gute Nachricht ist, dass mit dem Abklingen der Depression auch die Angstzustände abnehmen.

Konzentrationsstörungen

„Vor einem halben Jahr wurde bei mir eine Konzentrationsstörung festgestellt und ich begann eine Psychotherapie. Inzwischen fühle ich mich bereits besser, nur die Konzentrationsstörungen haben sich noch nicht verändert und nerven mich sehr. Am schlimmsten ist es in der Arbeit vor dem PC, da werde ich immer müder. Auch beim Lesen bin ich häufig abgelenkt. In Meetings kann ich nur eine Weile folgen und schalte dann automatisch ab. Zwar ist es schon etwas besser geworden, weil ich mir die Arbeit in Etappen einteile, zwischendurch Pausen mache und mir auch nicht zu viel auflade, aber gut ist es immer noch nicht."

Sowohl das Gedächtnis als auch die Konzentration sind je nach Schwere der Depression unterschiedlich stark eingeschränkt, der Kranke kann weder längeren Gesprächen folgen noch längere Vorlesungen oder Lesetexte bewältigen. So entstehen Gesprächspausen, die noch dadurch verstärkt werden, dass gleichzeitig das Kurzzeitgedächtnis beeinträchtigt ist. Viele Kranke haben deshalb Angst, an Demenz, beispielsweise Alzheimer, erkrankt zu sein. Sie erinnern sich nur schwer daran, was sie gerade gesagt haben, ihr Kopf fühlt sich leer und dumpf an. Auch das Rechnen fällt schwer. Der Hintergrund sind Denkblockaden, die durch

Willensanstrengungen nicht behoben werden können. Stattdessen vergrößern sie nur die Verzweiflung des Depressiven. Deshalb muss zuerst die Depression behoben werden.

Diese Symptome bilden sich aber glücklicherweise nach dem Abklingen der Depression wieder vollständig zurück, manchmal dauert es allerdings noch eine Weile.

!

Konzentration und Gedächtnis kehren nach der Depression zurück.

Gefühle von Schuld und Wertlosigkeit

„Wegen meiner zunehmenden körperlichen Beschwerden musste ich das Studium abbrechen. Dadurch kamen immer ausgeprägtere Schuld- und Wertlosigkeitsgefühle hinzu, ich fühlte mich nur noch als Bürde. Anfangs waren diese Gefühle noch rational nachvollziehbar, inzwischen sind sie aber vom logischen Denken losgekoppelt. Ich fühle mich für all das Schlimme verantwortlich, was auf der Welt passiert. Höre ich von einem Verbrechen, einem Unfall oder einer Naturkatastrophe, frage ich mich sofort, was ich wieder falsch gemacht habe. Zwar sagt mir mein gesunder Menschenverstand, dass ich nichts damit zu tun habe, aber das Schuldgefühl, dass ich es nicht verhindert habe, bleibt bestehen und quält mich."

Mit dem mangelnden Selbstwertgefühl geht die Neigung einher, sich Fehler und Versäumnisse vorzuwerfen. Schuld- und Versündigungsgefühle, auch das Gefühl, schmutzig, eklig oder arm zu sein, können als Zusatzsymptom einer Depression auftreten.

!

Depressive Menschen haben sehr oft Schuldgefühle.

Negative Zukunftsperspektive und Hoffnungslosigkeit

„Ich habe keinerlei Lebensfreude mehr, erwarte nichts mehr vom Leben, es ist alles grau. Ich existiere nur noch und warte auf den Tag, an dem ich gehen kann, in mir ist alles leer. Ich bin komplett isoliert und habe keinen Kontakt zu anderen. Ich stehe irgendwo zwischen den Toten und den Lebenden."

!

Es ist die Depression, die einem einreden möchte, dass es keine Hoffnung mehr gibt.

Betroffene erleben ihre Lage oft als aussichtslos, obwohl die Depression heute keine unheilbare Krankheit mehr ist. Umso wichtiger ist es für den Depressiven, sich ganz bewusst zu sagen: Es ist die Depression, die mir vorgaukelt, dass es keine Hoffnung mehr gibt. Dem darf man keinen Glauben schenken. Viele Depressive argumentieren, dass der Zustand ja bereits seit vielen Jahren anhalte und sie schon oft versucht haben, dagegen anzugehen, es aber letztlich immer mehr Kraft gekostet habe und sich nichts gebessert habe. Doch irgendwann schaffen es selbst Patienten, die seit Jahrzehnten krank sind, aus dem Teufelskreis auszubrechen.

Lebensüberdruss und Suizidgedanken

!

Selbstmordideen entwickeln sich durch die Einengung des Denkens.

Wenn sich die quälenden Gedanken der Sinnlosigkeit und der inneren Leere verstärken, können Selbstmordgedanken auftauchen. Die Selbsttötung wird als Erlösung von der Qual angesehen, der Tod erscheint als einziger Ausweg. Daran können sich konkrete Überlegungen anschließen, wie man sich am besten umbringt.

Welche Alarmzeichen gibt es?

- Äußerung eines Gefühls der Hoffnungslosigkeit
- Sozialer Rückzug
- Äußerungen, sich das Leben nehmen zu wollen
- Gefährliche Unternehmungen wie zu schnelles Autofahren oder waghalsige Klettertouren
- Verschenken wichtiger Dinge
- Plötzlicher vermehrter Alkoholkonsum
- Mehrere Selbstmordversuche in der Vorgeschichte
- Verfassen des Testaments und Pläneschmieden für das Ableben
- Identifikation mit Personen, die sich ebenfalls getötet haben
- Plötzliches Fröhlichsein (in Erwartung des nahen Endes)

Hinweise auf eine Suizidabsicht Der Wiener Psychiater Erwin Ringel untersuchte in den 1950er-Jahren an Personen, die einen Suizidversuch überlebt hatten, die Phasen, die dem Versuch vorausgingen. Bei der Mehrzahl der 700 untersuchten Personen fand er die folgenden drei Hinweise:

- Einengung des Denkens, Handelns und Verhaltens auf den Suizid sowie eine Einschränkung in der Realität durch sozialen Rückzug, Arbeitslosigkeit, Verlust und Krankheit
- Aggressionsumkehr: eine verstärkte und gleichzeitig gehemmte Aggression, die sich zunehmend gegen den Betroffenen selbst richtet
- Selbstmordfantasien: Zunehmend baut sich das Gefühl auf, der Realität nicht gewachsen zu sein, die Gedanken an den Selbstmord und an den Tod nehmen immer mehr Raum ein.

!

Bei Hinweisen auf eine Suizidabsicht sofort einen Arzt oder eine Klinik aufsuchen!

Die Inhalte der Fantasien lassen sich in drei Stufen unterteilen:

- Die Vorstellung, Hand an sich zu legen
- Die detaillierte Vorstellung der konkreten Durchführung der Selbsttötung
- Die Vorstellung, tot zu sein

Tatsächlich versuchen 10 bis 15 Prozent der Depressiven tatsächlich, sich das Leben zu nehmen. Der Spruch „Wer sich umbringen will, redet nicht darüber" ist falsch.

Bei den ersten Hinweisen einer Selbsttötungsabsicht muss man mit dem Betroffenen sofort zum Arzt oder in eine Klinik!

Körperliche Symptome

Depressionen sind sehr häufig von körperlichen Beschwerden begleitet. Die aufgestauten und verdrängten Konflikte suchen sich den Körper als Ersatzbühne, da sie vom Kranken nicht bewusst wahrgenommen und gelöst werden. So kann man ein körperliches Symptom auch als einen Hilfeschrei der Seele auffassen.

!

Ein körperliches Symptom ist ein Hinweiszeichen der Seele.

Eine Patientin berichtete mir, dass sie immer wieder unter Unterleibsschmerzen, Übelkeit, Erbrechen und Schweißausbrüchen leide. Sie fühle sich schwach und ausgelaugt, habe ein gesteigertes Schlafbedürfnis. Nachts liege sie oft wach, weil sie Angst habe, einzuschlafen und dann die schlimmen Albträume zu bekommen. Kopf- und Gliederschmerzen seien chronisch, sie sei lustlos und antriebslos, „zu nichts mehr zu gebrauchen". Ständig nehme sie zu. Sie vernachlässige sich und ihre Pflege, sei unzufrieden mit sich, „hasse" ihren trägen, kranken Körper. Immer wieder habe sie auch Gedanken, sich das Leben zu nehmen. Tief in ihrem Innersten sitze ein Einsamkeitsgefühl und eine große Traurigkeit, egal wie gut es ihr im Leben gehe. Um aus ihrem „tiefen Loch" herauszufinden, sei sie in meine Psychotherapiepraxis gekommen.

!

Mit der Behandlung der Depression verschwinden die körperlichen Beschwerden oft von allein.

Viele depressiv Erkrankte möchten jedoch nicht wahrhaben, dass ihre Psyche den Hintergrund für das Geschehen bietet, und lehnen diesen Gedanken ab. Sie beharren auf einem körperlichen Geschehen und laufen von einem Arzt zum anderen und sind dabei der festen Überzeugung, dass die körperliche Ursache nur noch nicht gefunden wurde.

Mit der Behandlung der Depression verschwinden die organischen Beschwerden in vielen Fällen von allein.

Appetitlosigkeit

„Alles begann damit, dass ich keinen Appetit mehr hatte. Beim Frühstück konnte ich plötzlich nichts mehr essen. In kürzester Zeit nahm ich fünf Kilo ab. Mein Hausarzt schickte mich zum HIV-Test, der zum Glück negativ ausfiel. Es stellte sich heraus, dass ich eine Depression hatte. Ich bekam eine Therapie und der Appetit wurde wieder besser."

Appetitlosigkeit kann ein erstes Symptom einer Depression sein. Man vermutet dann leicht eine ernsthafte Erkrankung als Ursache. Dies sollte man in jedem Fall organisch abklären lassen, falls jedoch keine Befunde zu finden sind, sollte auch eine Depression in Erwägung gezogen werden.

> Appetitlosigkeit kann ein erstes Symptom einer Depression sein.

Heißhunger auf Süßes

„Neuerdings habe ich Heißhunger auf Süßigkeiten, sogar nachts wache ich deswegen manchmal auf. Wenn ich den Appetit gestillt habe, schlafe ich wieder ein. Ich habe mich sogar vom Hausarzt auf Diabetes untersuchen lassen, aber alle Werte sind normal."

Die saisonal abhängige Depression (SAD, siehe Seite 35), landläufig auch als Winterdepression bezeichnet, zeichnet sich durch einen übermäßigen Appetit und Heißhunger auf Süßigkeiten, insbesondere Schokolade, aus. Die Betroffenen nehmen einige Kilo zu. Gegensteuern kann man durch einen täglichen halbstündigen Spaziergang bei Tageslicht. Natürlich kann der Heißhunger auch andere Ursachen haben, aber dann fehlen die depressiven Symptome. Auch manche Antidepressiva lösen diese Wirkung aus.

> Jeden Tag 30 Minuten spazieren gehen baut zusätzliches Serotonin auf.

Schlafstörungen

„In den letzten Monaten kann ich immer schlechter schlafen. Laufend wache ich nachts auf, wälze mich unruhig hin und her, grüble, bin morgens wie gerädert. Die verschiedensten Schlafmittel habe ich bereits ausprobiert, aber bei mir wirken sie einfach nicht."

Das Einschlafen wie auch das Durchschlafen sind bei Depressiven oft gestört. So kommt es einerseits zu einer verstärkten Müdigkeit, andererseits wird der Schlaf häufig unterbrochen. Manche schrecken auch früh mit Angstgefühlen auf. Sie wälzen sich im Schlaf, grübeln, entwickeln eine pessimistische Gedankenkette.

Der natürliche Schlaf- und Wachrhythmus wird durch den veränderten Hirnstoffwechsel gestört, aber auch Medikamente können diese Veränderungen auslösen.

Muskelverkrampfungen

„Oft hatte ich ein Gefühl, als hätte ich ständig Muskelkater, die Gelenke waren steif und unbeweglich. Ich war beim Arzt, der aber weder im Blut noch auf dem Kernspintomogramm Entzündungszeichen finden konnte. Schließlich lösten sich die Verkrampfungen im Rahmen einer Psychotherapie. Die Depression kam dadurch erst richtig zum Vorschein und konnte bearbeitet werden."

> !
>
> Mit der Depression wird die Körperhaltung starrer und unbeweglicher und führt zur Muskelanspannung.

Bei einer Depression wird automatisch auch die Körperhaltung starrer und unbeweglicher, viele Betroffene sind auch gehemmt und leicht erschöpft. Die innere psychische Anspannung führt zu einer äußeren, entsprechend verkrampft die Muskulatur, es machen sich Schmerzen an verschiedenen Körperstellen bemerkbar.

Magen-Darm-Störungen

„Meine Beschwerden begannen mit einer plötzlichen Übelkeit, die nach einigen Minuten wieder abflaute. Das führte dazu, dass ich mir Sorgen zu machen begann und förmlich auf den nächsten Anfall wartete. Die Symptome steigerten sich allmählich, zum Schluss war mir fast nur noch schlecht."

> !
>
> Wandernde Druckschmerzen im Bauchraum deuten auf eine Depression hin.

Unser Verdauungstrakt ist eng mit der Psyche verknüpft – das weiß jeder, der schon einmal „Wut im Bauch" oder „vor Angst die Hosen voll" hatte. Besonders Menschen mit schweren psychischen Belastungen wie Depressionen leiden überdurchschnittlich häufig an Verdauungsproblemen. Manchmal sind Störungen des Magen-Darm-Traktes die ersten Anzeichen einer Depression. Jeder dritte Depressive leidet an chronischer Verstopfung, auch ein Reizdarmsyndrom findet sich häufig. Viele klagen über wandernde Druckschmerzen im gesamten Bauchbereich. Die Schmerzen und Bauchbeschwerden können sich gegenseitig verstärken.

Atemnot, Beklemmungen, Herzbeschwerden

„Seit knapp drei Jahren leide ich an Anfällen von Atemnot, dann habe ich das Bedürfnis, ganz tief Luft zu holen, weil ich ein beklemmendes Gefühl auf der Brust habe. Körperlich wurde nichts gefunden. Ich habe dennoch große Angst, dass es nicht aufhört und ich den nächsten Tag nicht überstehe. Laufend bin ich deshalb arbeitsunfähig. Momentan bekomme ich Akupunktur."

Bei einer Depression können auch Beklemmungen auftreten, z. B. ein leichter Druck auf der Brust, Herzbeschwerden, zeitweise Herzrasen, manchmal Stolpern oder Stechen und eine Atemnot, die sich bis zur Todesangst steigern kann. Oft kann der Betroffene keinen klaren Gedanken mehr fassen und wird panisch. Durch die Depression kommt es zu Verkrampfungen im Brustkorb und damit in der Herz- und Lungengegend.

!

Verkrampfungen im Brustraum lösen die Beklemmungen aus.

Wechselnde Befindlichkeitsstörungen

Die meisten Depressiven klagen darüber, dass sich die Beschwerden immer wieder verändern. So können z. B. erst Beschwerden im Magenbereich auftreten, weshalb man sich beim Arzt genau untersuchen lässt. Danach treten plötzlich ganz andere Symptome auf, die die Kranken wieder zum Arzt führen. So jagt eine Angst die nächste und zwischen den Arztbesuchen grübelt man, ob man nicht doch eine bisher unerkannte körperliche Erkrankung hat. Vor lauter Sorge schläft man schlecht, beobachtet sich immer genauer, findet aber keine Entlastung.

Schweißausbrüche

„Seit der Pubertät schwitze ich stärker als andere, doch seit ich nach einer Studentenfeier plötzlich riesige Flecken unter meinen Achseln entdeckte, habe ich Angst davor. Tatsächlich treten in Stresssituationen ständig Schweißflecken auf, auch an meinem ersten Arbeitstag.

Weil ich immer daran denken musste, fühlte ich mich zunehmend beeinträchtigt. In der Psychotherapie habe ich gelernt, das Ganze anders zu bewerten und mein gestörtes Selbstwertgefühl aufzubauen. Ich erkannte, dass ich seit Jahren an einer Depression litt und mich einfach nicht perfekt genug gefühlt hatte."

!

Schwitzen kann auftreten, wenn man sich nicht gut genug findet.

Vorübergehende Sorgen lassen nicht wenige Menschen buchstäblich in Schweiß ausbrechen, aber dieses Symptom legt sich, wenn die Probleme gelöst sind. Nächtliches Schwitzen kann z. B. durch Angstträume ausgelöst werden. Beginnt der Betroffene jedoch, ständig darüber zu grübeln und die Symptome als Ausdruck dafür zu nehmen, dass er nicht gut genug ist, kann auch eine zwanghafte depressive Persönlichkeitsstruktur vermutet werden und dies sollte abgeklärt werden.

Schmerzen

„Bis vor einem Jahr war ich sportlich, glücklich und aktiv, dann bekam ich Schlafstörungen. Ich nahm Medikamente, aber es wurde immer schlimmer und irgendwann kamen Kopfschmerzen dazu. Allmählich griffen die Schmerzen auf andere Körperteile über, sie wanderten. Die Ärzte konnten keine organischen Ursachen finden und führten die Beschwerden auf chronischen Stress zurück. In der Psychotherapie stellte sich heraus, dass die Trennung von meiner langjährigen Partnerin eine Depression ausgelöst hatte. Als sich die Depression besserte, verschwanden die Schmerzen wieder."

!

Häufig gehen Depressionen mit Rücken- und Spannungskopfschmerzen einher.

Bereits im Vorfeld einer Depression können Schmerzen auftreten, besonders häufig Rückenbeschwerden und Spannungskopfschmerzen, aber auch Verspannungen der Nackenmuskulatur. Wichtig ist, dass der Depressive sich die Schmerzen nicht nur einbildet, sondern dass sie tatsächlich vorhanden sind, auch wenn kein organischer Befund zu finden ist. Vielmehr sind sie Teil der depressiven Symptomatik.

Schwindelgefühl

„Seit drei Monaten leide ich unter einem Schwindelgefühl im Kopf, ich habe dann das Gefühl, dass ich nach vorn oder zur Seite falle. Ich bin von einem Arzt zum anderen gegangen, habe sämtliche Untersuchungen machen lassen. Keiner konnte etwas Organisches feststellen. Ein Arzt verschrieb mir einen angstlösenden Wirkstoff, der zwar half, aber auf Dauer abhängig macht. Mit antidepressiven Medikamenten wurde es langsam besser. Jetzt mache ich eine Psychotherapie und merke, dass der Schwindel mit meiner Depression zusammenhängt und ich auf einem guten Weg bin."

Selbst ein Schwindelgefühl kann Ausdruck einer Depression sein. Es kann als Schwankschwindel, als Benommenheit oder als Gefühl, dass es einem den Boden unter den Füßen wegzieht, auftreten. Auch die Sehwirkung kann sich so verändern, dass man meint, das Gesichtsfeld sei schwankend.

> !
> Selbst ein Schwindelgefühl kann Ausdruck einer Depression sein.

Veränderungen des Sexuallebens

„Sexuell läuft es bei uns gerade nicht besonders gut, was vor allem von mir ausgeht. Ich bin mir nicht sicher, ob es an meiner Depression liegt. Nun stehe ich unter Druck, denn mein Partner will so nicht mehr mit mir weiterleben. Seitdem habe ich hin und wieder Sex, aber fast nur, damit die Beziehung bestehen bleibt. Jetzt überlege ich, ob es nicht besser wäre, wieder ein Single zu sein."

Auch das Sexualleben verändert sich während einer Depression. Das gestörte Gefühlsempfinden lässt Freude beim Sex nicht zu und verhindert einen Orgasmus. Dadurch erlebt sich der Depressive zusätzlich als unzulänglich, die Angst wächst, für den Partner nicht mehr attraktiv zu sein. Eine gesteigerte Sexualität kann hingegen der verzweifelte Versuch sein, die aufkommende Gefühllosigkeit zu überwinden. Auch die Einnahme von Antidepressiva kann das Sexualempfinden verringern.

> !
> Das Sexualleben verändert sich bei einer Depression.

Übung für den Patienten
Schreiben Sie jetzt alle Symptome auf ein Blatt Papier, die Sie während des Lesens bei sich entdeckt haben. Sie gewinnen dadurch Klarheit aus der Sicht eines Beobachters und entdecken, welche Ihrer Symptome zur Depression gehören könnten und welche nicht.

Die verschiedenen Gesichter der Depression

Je nachdem, welche Symptome bei einer Depression im Vordergrund stehen, zeigt sie von Mensch zu Mensch verschiedene Ausprägungen. Während der eine sich in sein Bett zurückzieht und von der Welt nichts mehr wissen möchte, versucht der andere mit rastloser Aktivität seine Depression zu überspielen und fällt dann plötzlich immer wieder in sich zusammen.

!

Heute werden Depressionen anhand ihres Verlaufes oder ihrer Hauptsymptome unterschieden.

Früher wurden die Depressionen anhand ihrer Ursachen (psychosoziale, psychische und biologische) in verschiedene Gruppen aufgeteilt, aber da diese fließend ineinander übergehen und nicht so scharf voneinander zu trennen sind, hat man diese Einteilung wieder aufgegeben. Inzwischen wird die Depression eher anhand ihres Verlaufes oder ihrer vorherrschenden Symptome unterschieden.

Frühere Klassifizierung von Depressionen

- **Psychogene Depressionen** (rein psychisch bedingt): Dazu zählen die reaktive Depression nach einem traumatischen oder schmerzlichen Ereignis, die neurotische Depression im Rahmen einer neurotischen Entwicklung und die einfache depressive Entwicklung, z. B. im Rahmen einer Entwurzelung oder Erschöpfung.
- **Endogene Depressionen** (biologisch begründbar): Dazu gehören die periodisch auftretende Depression mit wiederkehrenden depressiven Phasen, die manisch-depressive Erkrankung, die ebenfalls phasenhaft wechselt, und die Alters-

depression. Bei diesen Depressionen ist der Gehirnstoffwechsel mit den Nervenbotenstoffen verändert.

- **Körperlich begründete Depressionen:** Hierunter versteht man depressive Begleiterscheinungen körperlicher Erkrankungen, z. B. bei Schilddrüsenerkrankungen oder aufgrund von Stoffwechselgiften bei einer Krebserkrankung.
- **Depressive Symptome im Rahmen anderer psychischer Erkrankungen** wie z. B. Angststörungen, Zwangserkrankungen und Burn-out-Syndrom.

Neue internationale Klassifikation der Diagnosen (ICD-10) der WHO

Die Weltgesundheitsorganisation unterscheidet heute anhand der Durchschnittsbefunde und der Verlaufsformen

- einzelne depressive Episoden in der Vorgeschichte und
- wiederkehrende (rezidivierende) depressive Episoden.

!

Heute gilt die neue internationale Einteilung der WHO.

Darüber hinaus unterscheidet sie zwischen der

- unipolaren Verlaufsform, wenn nur depressive Stimmungszustände auftreten, und der
- bipolaren Verlaufsform, bei der sowohl übermäßige depressive als auch manische Stimmungsschwankungen auftreten.

Schließlich gibt es noch die

- Dysthymia, früher auch als depressive Neurose oder neurotische Depression bezeichnet, bei der die Depression einen konstanten Verlauf über mindestens zwei Jahre aufweist, und die
- Anpassungsstörung, eine depressive Verstimmung, die durch aktuelle psychosoziale Belastungen ausgelöst und früher als reaktive Depression bezeichnet wurde.

Zuletzt wird aufgeführt

- die schizodepressive Erkrankung, eine Kombination von Depression und schizophrenen oder manischen Symptomen.

Man kann die Depression auch anhand ihrer Symptome in eine leichte, mittelgradige und schwere Depression einteilen (siehe Seite 15).

!

Die Behandlung eines depressiv Erkrankten muss individuell abgestimmt sein.

Besondere Formen der Depression

Manche Depressionsformen haben besonders auffällige Symptome oder einen besonderen Entwicklungshintergrund, sind etwa an bestimmte Jahreszeiten geknüpft. Oder sie gehen mit bestimmten körperlichen Veränderungen einher. Es ist gut, diese Formen zu erkennen, da man sie auch unterschiedlich behandeln wird.

Depression gemischt mit Angst und Panik

Karoline H., eine tatkräftige und aktive Frau, arbeitete als Krankenschwester. Sie ist 50 Jahre alt, Mutter zweier pubertierender Töchter. Vor zwei Jahren erlitt sie einen Herzinfarkt. Sie berichtete, dass sie bis zu diesem Zeitpunkt immer gesund gewesen sei. Eine spätere Kontrolluntersuchung mit einem Herzkatheter sei für sie sehr schmerzhaft gewesen. Seither leide sie mehrmals im Monat an Atemnot, gleichzeitig zittere sie am ganzen Körper und habe ein unangenehmes Gefühl im Magen. Sie habe keine Lust mehr, etwas zu unternehmen, fühle sich sehr schnell erschöpft, alles falle ihr schwer, sie komme sich wertlos vor, sei niedergeschlagen, habe keine Hoffnung mehr auf Besserung. Nachts wache sie oft auf. Immer wieder habe sie Ängste, dass sie erneut einen Herzinfarkt erleiden könnte, obwohl die klinischen Befunde zufriedenstellend sind.

!

Ängste und Depressionen können sich gegenseitig verstärken.

Karoline erzählte, dass sie bis zu diesem Zeitpunkt immer in der Lage gewesen sei, alle Probleme selbst zu lösen. Seit einem Jahr sei sie nun krankgeschrieben.

Bei dieser Form treten sowohl Ängste als auch Symptome einer Depression gleichzeitig auf, aber keines von beiden steht eindeutig im Vordergrund. Meistens sind die Ängste zuerst da.

Auf Dauer schränken sie den Betroffenen immer mehr ein und bewirken, dass er sich immer mehr zurückzieht, sich als weniger leistungsstark erlebt und das Selbstbewusstsein schwindet. Im Verlauf führt das dann dazu, dass man niedergeschlagen und depressiv wird.

Die saisonal abhängige Depression

Bei dieser Depressionsform, die auch als saisonale affektive Störung (SAD) bezeichnet wird, treten Beginn und Ende gehäuft zu bestimmten Jahreszeiten auf, in der restlichen Zeit sind die Patienten beschwerdefrei oder können sogar in eine besonders euphorische bzw. manische Stimmungslage geraten. Eine Ausprägung dieser Störung ist die Winterdepression, sie tritt in der lichtarmen Zeit vom Herbst bis zum Frühling auf, dauert höchstens vier bis sechs Monate und verschwindet meist von allein. Häufig sind Frauen betroffen. Symptome sind Niedergeschlagenheit und Energielosigkeit, oft tritt auch ein verstärkter Heißhunger auf Süßigkeiten auf. Hier bietet sich eine Lichttherapie an (siehe Seite 124).

!

Licht und Süßigkeiten kurbeln die Serotoninproduktion an.

Die Depression nach der Entbindung

Franziska K. hatte sich sehr auf die Geburt ihrer Tochter gefreut. Doch Susanne kam fünf Wochen zu früh auf die Welt, wog knapp 2400 Gramm, wirkte dünn und zerbrechlich. Franziska hatte Angst um sie und fühlte sich hilflos. „Müsste das nicht der schönste Moment in meinem Leben sein?“, fragte sie sich. Aber sie konnte nichts empfinden, sie spürte einfach nichts, war von sich selbst enttäuscht und schämte sich sogar. Immer wieder tauchten zerstörerische Bilder in ihrem Kopf auf, sie hatte Sorge, dass ihr Kind aufhören könnte zu atmen oder verhungern würde. So wurde sie immer trauriger, erschöpfter, es stellten sich Schlafstörungen und Konzentrationsschwierigkeiten ein. Zum Glück bemerkte ihr Mann ihren Zustand und unterstützte sie mit dem

Kind. Franziska begann eine ambulante Psychotherapie. Dort lernte sie, ihre Gefühle zuzulassen, ohne von ihnen überwältigt zu werden.

!

Die Wochenbett-depression hält länger als fünf Tage an.

Etwa jede zehnte Mutter leidet nach der Entbindung an einer postpartalen Depression, der sogenannten Wochenbettdepression. Sie ist nicht zu verwechseln mit dem „Babyblues", dem hormonellen Stimmungstief, in das etwa die Hälfte aller Wöchnerinnen für drei bis fünf Tage nach der Geburt fallen und das durch einen rapiden Progesteron- und Östrogenabfall verursacht ist.

Bei der Wochenbettdepression sind es keine hormonellen Veränderungen oder Erschöpfungszustände, die Mütter so verletzlich machen, sondern sie müssen sich eventuell von ihren alten Lebensentwürfen verabschieden, die Beziehung zum Partner verändert sich, auf einmal erkennen sie, dass sie ständig Verantwortung für ein Wesen haben, das vollkommen von ihnen abhängig ist.

Diese Depression stellt sich bei 10 Prozent der Mütter ein. In der Regel genügt eine ambulante Behandlung, nur in besonders ausgeprägten Fällen ist ein stationärer Aufenthalt erforderlich. Nur bei 0,1 Prozent kommt es zu einem Übergang von der Wochenbettdepression zu einer ausgeprägten Wochenbettpsychose, also einer schweren psychischen Störung mit Wahnvorstellungen und Realitätsverlust.

Die Altersdepression

!

Vereinsamung ist ein Risikofaktor für eine Altersdepression.

Mit dem Rentenalter schwindet unser gesellschaftlicher Einfluss und der Verlust von Verantwortung hat oft eine katastrophale Wirkung auf das Selbstwertgefühl. Die Lebensqualität lässt nach, weil sich ständige Schmerzen, nachlassende geistige Fähigkeiten, Herz- oder Bewegungsstörungen einstellen. Der Tod des Partners, finanzielle Probleme, Vereinsamung und sozialer Rückzug sowie der Umzug in eine Pflegeeinrichtung stellen weitere Risikofaktoren dar, eine Altersdepression zu entwickeln.

Sie ist die häufigste psychische Erkrankung bei den über 65-Jährigen, wird jedoch nur bei etwa 10 Prozent aller Betroffenen festgestellt und entsprechend behandelt. In weit größerem Umfang wird sie mit einer Demenz verwechselt.

Manisch-depressive Erkrankung

„Meine Depression habe ich als eine Art Ausbruch erlebt, meine Stimmung ist dabei über Nacht von einer leicht überschwänglichen Euphorie in eine sehr schwere Depression gekippt. Keiner in meinem Umfeld hat mich verstanden, jeder fragte mich, wieso ich plötzlich depressiv sei, am Vortag sei doch noch alles in Ordnung gewesen. Ich habe es selbst nicht verstanden."

Die manisch-depressive Erkrankung ist eine bipolare affektive Störung. Kennzeichen ist ein stetiger Wandel zwischen depressiven und manischen Phasen, die Depression wechselt mit grundloser, übermäßig gehobener und distanzloser Stimmung ab.

Symptome der manischen Phase

- Selbstüberschätzung bis hin zum Größenwahn
- Geringes Schlafbedürfnis
- Sprunghafte Gedanken, Zerstreutheit
- Redseligkeit
- Gesteigerte Aktivität
- Riskante Unternehmungen

!

Schon mancher hat in seiner Manie sein ganzes Vermögen oder Leib und Leben aufs Spiel gesetzt.

Bei dieser Störung sind Medikamente hilfreich, die eine Distanz zur Erkrankung aufbauen, damit der Patient sortieren kann, was ihm guttut und was ihn krank macht. Gleichzeitig ist eine Psychotherapie sinnvoll, bei der er diese Unterscheidung lernt. Zusätzlich übt er, sich in manischen Phasen „runterzuschrauben" und in depressiven Phasen Unterstützung zu holen.

Die psychotische Depression

Hans M., ein 46-jähriger Banker, konsultierte im vergangenen Jahr viele Ärzte der verschiedensten Fachrichtungen, weil er davon überzeugt war, an einer unheilbaren Nierenerkrankung zu leiden. Er berichtete über vermehrtes Schwitzen, Kopfschmerzen, innere Unruhe, zunehmende Ermüdbarkeit. Alle ärztlichen Befunde seien jedoch negativ. Bei der Arbeit könne er sich nicht mehr konzentrieren, er grüble ständig über seine Krankheit und seine Zukunft nach, mache sich Sorgen, dass er nur noch eine Belastung für seine Familie sei. Nachts könne er nicht schlafen, wache sorgenvoll auf, habe schon überlegt, aus dem Leben zu scheiden.

!

Depressionen können mit Wahnideen kombiniert sein.

Psychiater sprechen von einer psychotischen Depression, wenn neben den depressiven Symptomen auch psychotische Anzeichen wie Wahnideen, Halluzinationen oder starke psychomotorische Hemmungen auftreten. Die Wahngedanken haben oft einen selbstbeschuldigenden Inhalt, so kann ein Verschuldungswahn, Verarmungswahn, Versündigungswahn oder Verkleinerungswahn auftreten.

Dabei ist es typisch, dass die Betroffenen Überzeugungen haben, die für Außenstehende völlig überzogen und realitätsfern sind. Die Patienten leiden ausgesprochen unter ihrer Symptomatik und glauben, dass die Angst oder der Wahn begründet ist. So meinen sie etwa, an Kriegen oder Epidemien schuld zu sein. Oder sie sind überzeugt davon, an einer tödlichen Krankheit zu leiden, und interpretieren alle Symptome der Depression als Beweis dafür, z. B. den Gewichts- oder Appetitverlust. Manchmal habe sie auch das Gefühl, für Untaten oder Versündigungen büßen zu müssen.

!

Gutes Zureden oder Argumentieren verändern die Überzeugungen der Kranken nicht.

Es handelt sich um eine besonders schwere Form der Depression und sie dauert deutlich länger, da die Patienten nicht wahrhaben wollen, dass sie psychisch krank sind, oft auch Essen und Trinken vernachlässigen und dadurch sich selbst gefährden. In diesem Fall kann eine Krankenhauseinweisung unumgänglich werden.

Test: Fragen, die helfen, eine Depression zu erkennen

Falls Sie bei dem folgenden Test mehr als drei Fragen mit Ja beantworten, sollten Sie mit Ihrem Hausarzt oder einem Psychotherapeuten darüber sprechen. Wichtig ist in jedem Fall, dass Ihr psychisches Problem nicht unberücksichtigt bleibt, denn in der Regel verschwindet es nicht von allein.

- Gibt es nichts, über das Sie sich noch freuen können?
- Fühlen Sie sich ohne erkennbaren Grund kraftlos und müde?
- Sind Sie oft innerlich angespannt?
- Neigen Sie vermehrt zum Grübeln?
- Haben Sie das Interesse an Dingen verloren, die Ihnen früher viel bedeutet haben?
- Fällt es Ihnen schwer, Entscheidungen zu treffen?
- Sind Sie zunehmend hoffnungslos und resigniert?
- Haben Sie Schlafstörungen?
- Fühlen Sie sich beim Aufwachen oft sehr müde und abgeschlagen?
- Glauben Sie, dass Ihr Leben sinnlos geworden ist?
- Hat sich Ihr Appetit gegenüber früher verändert?
- Haben Sie an Gewicht verloren?
- Treten seit einiger Zeit sexuelle Probleme auf?
- Spüren Sie verschiedene körperliche Missempfindungen, Druckgefühle oder Schmerzen, besonders im Kopf, in der Brust, im Rücken?
- Haben Sie Schmerzen, die sich organisch nicht erklären lassen?

Die Ursachen der Depression

Die Wissenschaft ist sich inzwischen darüber einig, dass eine Depression durch ein Zusammenspiel verschiedener Faktoren ausgelöst und aufrechterhalten wird. Gemeinsam spielen psychosoziale, psychische und biologische Aspekte eine wichtige Rolle.

Die Depression als Reaktion

!

Erfüllende menschliche Beziehungen bilden einen Schutz gegen eine Depression.

Vor dem ersten Auftreten einer Depression lassen sich oft typische Auslöser feststellen: Partnerschaftskonflikte, Partnerverluste durch Trennung, Tod oder Scheidung oder chronische Belastungen wie eine ständige Überforderung bzw. Kränkungen am Arbeitsplatz. Allgemein bekannt ist heute, dass chronischer Stress und ein Burn-out-Syndrom zu einer Depression führen können.

Bei all diesen Ereignissen geht es um zwischenmenschliche Beziehungen, die gefährdet sind oder einen Verlust beinhalten. Umgekehrt schützen erfüllende Beziehungen vor einer Depression.

Generell sind vor dem Ausbruch einer Depression immer Belastungserlebnisse festzustellen. Umgekehrt ist es aber nicht automatisch so, dass jemand, der ein traumatisches Erlebnis hatte, eine Depression bekommt. Fast jeder von uns war irgendwann einmal in seinem Leben Belastungen ausgesetzt. Dennoch hat nicht jeder auch eine Depression entwickelt. Es müssen also noch weitere Faktoren hinzukommen.

Verschiedene Untersuchungen haben die folgenden Belastungsfaktoren für eine Depression herausgearbeitet:

- Single-Sein
- Weibliches Geschlecht
- Wohnen in der Großstadt
- Geringe soziale Kontakte
- Geringes Ausbildungsniveau
- Vermehrter Alkohol- oder Drogenkonsum

Etwa die Hälfte jener Personen, die bereits eine depressive Phase erlebt haben, bekommt nach etwa zwei bis fünf Jahren eine weitere (Ärzte sprechen auch von depressiven Episoden). Bei diesen Menschen treten depressive Episoden dann immer wieder in diesem Abstand auf. Dabei reichen immer kleinere Auslöser aus. Ab der dritten depressiven Phase ist das belastende Ereignis für Außenstehende meist nicht mehr nachvollziehbar. Das führte bei Medizinern zu der Auffassung, es müsse anhand der Ursachen zwei verschiedene Arten von Depressionen geben: reaktive Depressionen, die durch eine schwere Belastung ausgelöst werden, und „endogene", von innen herkommende Depressionen.

!

Wiederkehrende Depressionen werden als depressive Phasen bezeichnet.

Diese Unterscheidung wurde wieder aufgegeben, da man festgestellt hat, dass beim erstmaligen Auftreten einer Depression regelmäßig ein schweres Erlebnis vorangeht. Bei einem Teil der Betroffenen bahnt sich dadurch der Weg für spätere, immer wieder auftretende Depressionen.

Wie kommt das zustande? Wissenschaftler stellten fest, dass nicht nur Beziehungen, sondern auch Krankheiten Spuren im Gehirn hinterlassen. Entsprechendes gilt für die Depression, wenn sie nicht psychotherapeutisch behandelt wird. Man nennt dieses Phänomen auch Konditionierung oder englisch „kindling".

Was passiert im Gehirn?

Warum bekommt jemand als Folge einer schweren Belastung eine Depression, ein anderer jedoch nicht, obwohl er eine viel schwierigere Situation durchleidet? Was spielt sich dabei im Gehirn ab?

Die Ursache dafür findet sich in einem Zusammenspiel zwischen dem sogenannten limbischen System, das für Emotionen zuständig ist, und dem sogenannten Neokortex, vorn in der Hirnrinde, der für den analytischen Verstand zuständig ist. Beide Gebiete sind durch ein ganzes Netzwerk von Nervenzellen und ihren Bahnen miteinander verknüpft. Man bezeichnet dieses System auch als „Zentrum für emotionale Intelligenz". In diesen Verbindungen haben sich Muster gebildet, die unsere bisherigen Erfahrungen abbilden. Unbewusst ruhen diese Muster, sind aber ständig in Bereitschaft, aktiviert zu werden, wenn neue aktuelle Ereignisse bewertet werden müssen. Diese Bewertung erfolgt automatisch innerhalb von Sekunden durch den Abgleich der früheren Erfahrungen mit den aktuellen.

Beherrschbare Erlebnisse führen dabei zu einer angenehmen Anregung des Gehirns und zu einer Verstärkung positiver Erlebnismuster. Alarmierende Situationen, die nicht beherrscht werden können, lösen dagegen Stressreaktionen aus, die längerfristig eine Hilflosigkeit hervorrufen. Wer sich ständig als absolut hilfloser Spielball der äußeren Umstände erlebt, verliert auf Dauer jegliche Selbstachtung und jedes Selbstvertrauen. Irgendwann wird er resignieren und sich selbst immer mehr aufgeben.

!

Wer sich dauerhaft hilflos fühlt, entwickelt zunehmend eine Depression.

Erlernte Hilflosigkeit Der bekannte Psychologe Martin E. P. Seligman hat für die Depression in diesem Zusammenhang das Konzept der erlernten Hilflosigkeit entwickelt. Er erachtet die Depression als das Resultat unkontrollierbarer Ereignisse, auf die das Opfer mit Passivität und Pessimismus reagiert. Dauerhaft erlebte Hilflosigkeit führt zu einem sich selbst verstärkenden Stress, der wiederum eine Depression hervorruft. Als „Learned Helplessness Hypothesis" hat seine Theorie bis heute ihre Gültigkeit behalten.

Im Unterschied zu einer reinen Stressfolgeerscheinung kommt es bei der Depression aber zusätzlich zu einer drastischen Verminderung des Selbstwertgefühls, das im limbischen System angesiedelt ist. Beim Depressiven ist diese Hirnstruktur deutlich vermindert, sie kann sich jedoch erstaunlicherweise im Verlauf einer Psychotherapie wieder regenerieren.

Welche Rolle die Hormone spielen

Auf biologischem Gebiet wurde der Nachweis dafür von dem Neurobiologen Florian Holsboer vom Münchner Max-Planck-Institut für Psychiatrie erbracht. Er wies nach, dass vor der Depression ein Stressgen aktiviert wurde, das die Produktion des Hormons CRH (Corticotropin-releasing-Hormone) aktiviert. Bei einem Patienten mit einer Depression ist genau dieses Hormon in erhöhter Konzentration im Gehirnwasser nachweisbar.

Andere Wissenschaftler wiesen nach, dass bei Hilflosigkeit auch Alarmzentren im Hirnstamm aktiviert werden, die „Notfallhormone" wie Noradrenalin und Acetylcholin ausschütten. Daneben spielen bei einer Depression vor allem die Nervenbotenstoffe (Neurotransmitter) Serotonin, Dopamin und Gamma-Aminobuttersäure eine Rolle.

!

Bei erlernter Hilflosigkeit werden Alarmzentren im Hirnstamm dauerhaft aktiviert.

Serotonin

Serotonin bildet die wichtige Grundlage unserer emotionalen Verfassung, es gibt uns ein Gefühl der Gelassenheit, der inneren Zufriedenheit und der Ausgeglichenheit. Haben wir genug Serotonin, so fühlen wir uns wie ein satter Säugling; entsprechend ist das Serotonin an unserem Appetit- und Essverhalten beteiligt und dämpft eine ganze Reihe unliebsamer Gefühlszustände, wie Hunger, Aggressivität, Niedergeschlagenheit, Depression und Angst. Es sorgt dafür, dass wir insgesamt gelassener reagieren können, lässt uns das Glas als halb voll und nicht halb leer wahrnehmen.

Entsprechend wurde ein Serotoninmangel bei unterschiedlichen mentalen Störungen nachgewiesen, wie behandlungsbedürftiger Schüchternheit, leichter, mittelschwerer und schwerer Depression, Angst, zorniger Feindseligkeit, Aggressivität, Migräne, zwanghaften negativen Gedanken über den eigenen Tod, wiederholten Selbstmordversuchen sowie Selbstmorden.

Untersuchungen haben ergeben, dass der Serotoninspiegel durch Bewegung und Sport angehoben werden kann.

Dopamin

!

Dopamin weckt unsere Motivation.

Dopamin ist das „Verführungshormon"; ohne Dopamin machen wir gar nichts, weil uns die Motivation fehlt. Mit seiner Hilfe wird unsere Fantasie geweckt, freudige Erwartungen schöner Umstände stellen sich ein, unser Wollen und Begehren und unser Glücksempfinden werden geweckt, wir werden motiviert, uns zu engagieren und einzusetzen. Dabei wirkt das Dopamin wie ein Scheinwerfer, der unseren Blick auf das Angenehme und Erfreuliche lenkt und uns zum Erreichen unseres Zieles vorantreibt. Ebenso spielt es beim Verliebtsein eine wesentliche Rolle und beschert uns die sprichwörtlichen Schmetterlinge im Bauch.

Entsprechend ist ein erhöhter Dopaminspiegel mit Angeregtsein, Freude und Glücksempfinden verknüpft, ein zu niedriger Dopaminspiegel hingegen mit mittelschwerer und schwerer Depression eng verbunden.

!

Fischmahlzeiten erhöhen den Dopaminspiegel.

Dopaminmangel kann durch falsche Ernährung begünstigt werden. Nationen, die sich traditionell mehr von Fisch mit seinen Omega-3-Fettsäuren ernähren, haben einen höheren Dopaminpegel als Menschen in Regionen, die nur sehr selten Fisch essen (siehe auch Seite 106).

GABA (Gamma-Aminobuttersäure)

Depressive Verstimmungen scheinen ebenfalls mit einem niedrigen GABA-Spiegel einherzugehen. Das konnte bei Frauen, die an emotionalen Verstimmungen während eines prämenstruellen Syndroms litten, nachgewiesen werden. GABA ist ein körpereigenes Beruhigungsmittel.

Die Depression wächst aus dem Unbewussten

Wer depressiv ist, hat seine anderen Gefühle, wie Angst, Wut, Ärger, Trauer und Freude, für eine lange Zeit unterdrückt, bis er vergessen hat, sie wahrzunehmen. Aber weshalb tut er das?

Noch immer ist die Frage, warum manche Menschen Konflikte und Belastungen gut verarbeiten und andere darauf mit einer Depression reagieren, nicht ganz geklärt. Im vorangehenden Abschnitt stellten wir fest, dass unser inneres Bewertungssystem Situationen anhand unserer Vorerfahrungen bewertet, die in komplexen Nervenzell-Netzwerken als Muster abgespeichert sind. Dort lagern auch frühere Erfahrungen, wie Verluste, Trennungen, Hilflosigkeit, die wir in unserer frühen Kindheit erlebt haben. Damals konnten wir uns noch nicht selbst helfen, wir waren in hohem Maß von unseren Bezugspersonen abhängig. Diese frühen Erlebnisse wirken sich zwar direkt auf unser Erleben und Verhalten aus, sie sind aber nicht immer unserem Bewusstsein zugänglich. Das heißt, dass die Denk- und Handlungsprozesse in vielen Fällen automatisch ablaufen, ohne dass wir sie kontrollieren können.

!

Mangelnde Geborgenheit führt langfristig zu einer Depression.

Befragt man nun Patienten, die wegen einer Depression zum Arzt gehen, so erfährt man in der Regel, dass sie in den ersten Lebensjahren überdurchschnittlich häufig mangelnde Geborgenheit erlebten, emotional wurde nicht auf sie eingegangen, sie erlebten Trennungen, zum Teil auch Gefährdungen ihrer beschützenden Beziehungen.

Die tiefenpsychologischen und analytischen Depressionsmodelle verstehen dabei die Depression als eine gegen sich selbst gerichtete Aggressivität, also als eine Störung des Selbstwertgefühls, die daraus resultiert, dass der Mensch als hilfloser Säugling kein Gefühl der Sicherheit durch seine Mutter erlebt hat.

Störungen in der Kindheit, die Depressionen fördern

- Gestörtes Selbstwertgefühl durch ständige Erniedrigungen
- Eltern, die keine Geborgenheit vermitteln
- Mangelnde Empathie der Bezugspersonen
- Gewalt in der Familie
- Wenig soziale Kontakte in der Kindheit
- Ablehnung durch die Eltern wegen vermeintlich zu geringer Leistung
- Bestrafung durch Liebesentzug
- Zwanghafte Sauberkeit

!

Depressive Menschen verwinden Leistungseinbußen besonders schwer.

Der Typus melancholicus Die nachhaltigen negativen Erfahrungen beeinflussen auch das spätere Alltagsverhalten. Überdurchschnittlich häufig bemühen sich depressive Menschen, ihre zwischenmenschlichen Beziehungen zu sichern, selbst wenn sie ihnen nicht unbedingt guttun. Hubertus Tellenbach, ein Psychiater der „Heidelberger Schule" der 1970er-Jahre, beschrieb die Eigenschaften dieser Personen als „Typus melancholicus" wie folgt:

- Ausgeprägte Tendenz zum Überperfektionismus im Beruf und Haushalt
- Neigung zur Selbstüberforderung
- Hoher Anspruch an sich selbst im Leistungsbereich und im ethisch-moralischen Bereich

Entsprechend können depressive Menschen Leistungseinbußen, die durch äußere Einflüsse oder durch Krankheit entstehen, kaum verwinden, was auch den hohen Anteil an Depressionen bei körperlichen Erkrankungen erklärt.

In Eltern-Kinder- und/oder Partnerbeziehungen fällt eine Neigung zur engen und ausschließlichen Bindung auf. Aufgrund der tiefen existenziellen Angst kommt es beim Depressiven zur Überanpassung und zur Unterordnung unter Partner und Autoritäten. So sind Beziehungen von Depressiven meistens gefühlsmäßig sehr eng und tief, aber höchst gefährdet, denn sie dürfen nie bedroht werden. Kommt es zu einer Störung in der Beziehung, so wird das Selbstwertgefühl massiv beeinträchtigt, es tauchen Gefühle der Hilflosigkeit, Ohnmacht und Hoffnungslosigkeit auf. Die Rettung aus dieser ohnmächtigen Situation wird dann unter Umständen im Selbstmord gesucht.

Die Depression als Folge eines Traumas

Auch besonders schwere Traumata können eine Depression hervorrufen; dazu gehören Unfälle, Gewalteinwirkungen, sexueller Missbrauch, schwere Erkrankungen, Katastrophen, der plötzliche Verlust eines nahen Angehörigen. Sie rufen ein Gefühl der Hilflosigkeit hervor sowie eine Erschütterung des Selbst- und Weltverständnisses und führen auf diese Weise zu einer depressiven Entwicklung.

Ob sich aus dem Trauma eine sogenannte posttraumatische Depression entwickelt, hängt stark von der Widerstandsfähigkeit des Einzelnen ab. Viele haben schwere Zeiten erlebt, Krieg, Naturkatastrophen, Gewalteinwirkungen, aber nicht bei jedem hat sich anschließend eine Depression entwickelt. Das liegt an spezifischen Schutzmechanismen, die man Resilienzfaktoren nennt.

!

Resilienz ist die seelische Widerstandsfähigkeit des Menschen.

Die sieben wichtigsten Resilienzfaktoren

- Optimismus
- Akzeptanz
- Lösungsorientiertheit
- Verlassen der Opferrolle
- Übernahme von Verantwortung
- Netzwerkorientierung
- Aktive Zukunftsplanung

Die Depression als Begleiterkrankung

Bestimmte internistische und neurologische Erkrankungen können ebenfalls eine Depression auslösen. Und auch Medikamente können als Nebenwirkung eine Depression hervorrufen.

!

Auch ständige Schmerzen oder z. B. schlimme Akne können in die Depression führen.

Allgemeine depressive Zustände

- Dauernde Schmerzen
- Krankheiten, die das Aussehen beeinträchtigen, wie schwere Akne, Schuppenflechte, körperliche Behinderung

Internistische Erkankungen, die zur Depression führen können

- Chronische Erkrankungen
- Schilddrüsenerkrankung
- Störungen der Nebennierenfunktion
- Erkrankungen der Leber
- Schwerwiegende Infektionen, wie z. B. HIV
- Veränderter Hormonhaushalt, z. B. nach der Entbindung oder in den Wechseljahren
- Krebserkrankungen

Neurologische Erkrankungen, die mit einer Depression einhergehen können

- Parkinsonkrankheit
- Hirntumore
- Multiple Sklerose
- Hirnhautentzündung
- Epilepsie
- Migräne

Medikamente, die als Nebenwirkung eine Depression auslösen können

Bestimmte Herzmedikamente, Parkinsonmedikamente, Antiepileptika, Sedativa (Beruhigungsmittel), Schmerzmittel, Entzündungshemmer, Antibiotika, Hormone, Zytostatika (Antikrebsmittel) oder Antipsychotika können ebenfalls eine Depression auslösen. Die Liste wäre zu umfangreich, deshalb sollten Sie ausführlich den Beipackzettel studieren, wenn Sie solche Mittel einnehmen.

So hilft der Arzt

Wenn Sie sich depressiv fühlen, führt Sie Ihr erster Weg wahrscheinlich zum Hausarzt. Vielleicht kann er Ihnen bereits helfen, in der Regel jedoch sollte er Sie bei Verdacht auf eine Depression an einen Psychiater oder Psychotherapeuten überweisen. Der Arzt weiß aufgrund seiner fachlichen Erfahrung, dass es sich bei der Depression um eine Erkrankung handelt und nicht um negative Persönlichkeitseigenschaften.

Das Gespräch

Ein guter Arzt bzw. Therapeut wird den Patienten weder kritisieren noch ermahnen oder mit Änderungswünschen konfrontieren, die ihn überfordern. Stattdessen hört er sich erst einmal in aller Ruhe die Sicht des depressiven Patienten an und erkundigt sich nach seiner Lebensgeschichte. Nachdem er sich ein umfassendes Bild von der Situation gemacht hat, wird er vielleicht eine vorsichtige erste Vermutung dazu äußern, was die Depression ausgelöst haben könnte: „Aus Ihrer Erzählung schlussfolgere ich, dass die Trennung von Ihrer Partnerin oder die Situation am Arbeitsplatz von Ihnen als sehr belastend empfunden wird. Das erklärt zwar nicht Ihre depressive Erkrankung, könnte aber der Auslöser dafür sein. Würden Sie diese Vermutung bestätigen?“ An diesem Punkt fühlt sich der Depressive oft bereits etwas entlastet.

!

Ein guter Arzt hört erst einmal zu, und man fühlt sich als Patient verstanden.

Gemeinsam wird man dann überlegen müssen, ob eine Psychotherapie und, falls das nicht ausreicht, Medikamente oder ein stationärer Aufenthalt in Erwägung gezogen werden sollten.

Psychotherapie – Verhaltenstherapie und psychoanalytische Therapien

Zur Behandlung der Depression gibt es in der Psychotherapie drei anerkannte Richtungen, die von den Krankenkassen bezahlt werden:

- analytische Psychotherapie
- tiefenpsychologisch fundierte Psychotherapie und
- Verhaltenstherapie

Die Therapie kann stationär, also in einer Klinik, oder ambulant am Wohnort stattfinden, außerdem gibt es Gruppen- oder Einzelsitzungen. Am häufigsten ist die ambulante Einzelsitzung.

Man unterscheidet
- ambulante Psychotherapie und
- stationäre Psychotherapie

sowie
- Einzeltherapie und
- Gruppentherapie.

!

Das offene Gespräch mit dem Psychotherapeuten kann bereits eine Entlastung bringen.

Psychotherapien heilen mithilfe des Gespräches, hier finden manche depressive Menschen zum ersten Mal in ihrem Leben jemanden, der sie versteht und mit dem sie offen über ihre Gefühle und Gedanken sprechen können. Es ist aber wichtig zu wissen, dass jede Therapie anders verläuft und individuell ausgerichtet ist.

Analytische Psychotherapie

Diese Therapieform basiert auf Theorien von Sigmund Freud, die davon ausgehen, dass die Probleme des Patienten ihren Ursprung in seiner Lebensgeschichte haben und dass er seine Konflikte nur immer wieder neu inszeniert. Die klassische Psychoanalyse ist angezeigt, wenn die Symptomatik eng mit der Persönlichkeitsstruktur verwoben ist. Ist der Patient bereit, offen über alles zu reden, was ihn bedrückt und bewegt, so kommt er zu einem tieferen Verständnis seines innerseelischen Reagierens und Erlebens sowie seiner zwischenmenschlichen Beziehungsmuster. Indem er den unbewussten Konflikt erkennt und bewältigt, werden die Symptome überflüssig, weil neue Lösungswege entdeckt werden. So wird der Patient seelisch ausgeglichen, stabil und gesund. Die analytische Psychotherapie ist die zeitintensivste, die Krankenkassen erstatten sogar bis zu 300 Stunden, in der Regel sind aber nicht so viele Sitzungen erforderlich.

!

Bei der Psychoanalyse geht es um die gesamte Entwicklung der Persönlichkeit.

Tiefenpsychologisch fundierte Psychotherapie

Diese Therapieform wurde aus der klassischen Psychoanalyse abgeleitet, es gibt jedoch Unterschiede. Ähnlich wie die analytische Therapie arbeitet sie aufdeckend, richtet ihren Fokus jedoch auf die aktuellen Konflikte. Die Zielsetzung ist begrenzt, die Selbstentwicklung wird gefördert und unterstützt, man konzentriert sich dabei auf das aktuelle Geschehen, d. h. sie geht nicht so sehr in die Tiefe. In der Regel wird für die Behandlung eine Wochenstunde veranschlagt, die Krankenkassen bezahlen durchschnittlich bis zu 80 Stunden.

!

Bei der tiefenpsychologisch fundierten Therapie liegt der Fokus auf dem aktuellen Konflikt, der aufgelöst werden soll.

Verhaltenstherapie

Die Verhaltenstherapie basiert auf der Annahme, dass menschliches Verhalten erlernt ist und auch wieder verlernt werden kann. Das Ziel der Behandlung ist es, die krank machende Verhaltensweise zu verlernen und durch ein angepasstes Verhalten zu ersetzen. Durch gezielte Interventionen werden diese Prozesse so verändert, dass sich darüber die Krankheitssymptomatik Schritt für Schritt abbaut. Zuerst übt der Patient mit seinem Therapeuten neue Verhaltensweisen, Problemlösungsmöglichkeiten und kognitive Strategien (diese betreffen unsere Lern- und Erkenntnisfä-

!

Bei der Verhaltenstherapie geht es darum, gesundmachende Fähigkeiten zu erwerben.

higkeit), dann überträgt er die neu erworbenen Fähigkeiten in seinen Alltag. Oft bekommt der Patient dazu vom Therapeuten Hausaufgaben. Der Therapeut leitet ihn dazu an, seinen negativen Denkmechanismen selbst auf die Spur zu kommen. Am Ende der Therapie steht die Rückfallprophylaxe, d.h. der Patient erlernt Techniken, die es ihm erlauben, aktiv einen Rückfall abzuwehren.

Psychotherapie hilft

Die Wirksamkeit von Psychotherapien belegen Untersuchungen, die im Rahmen einer deutschlandweiten repräsentativen Erhebung durch die Universität Leipzig durchgeführt wurden. Dabei wurden 1212 Patientinnen und Patienten in standardisierten Telefoninterviews befragt. Über 80 Prozent beschrieben ihre seelische Verfassung am Beginn der Therapie als „sehr schlecht" oder „schlecht" und gaben an, durch die Therapie ein hohes Maß an Besserung bei allen Beschwerden und Problemen erreicht zu haben.

Welche Ausbildung hat ein Psychotherapeut?

Psychotherapeuten haben oft eine ganz unterschiedliche Qualifikation. Es gibt sowohl Ärzte mit abgeschlossenem sechsjährigem Medizinstudium als auch Psychologen mit fünfjährigem Psychologiestudium, die beide eine anerkannte Zusatzqualifikation als Psychotherapeuten haben. Ein Arzt kann zusätzlich noch den Facharzt als Psychiater, Nervenarzt (das sind Ärzte, die eine Ausbildung als Psychiater und Neurologe haben) oder Arzt für Psychosomatische Medizin erwerben. Es gibt aber auch bei den Heilpraktikern Psychotherapeuten; sie haben meist eine zweijährige Ausbildung. Um sich „Psychotherapeut" nennen zu dürfen, benötigt man eine Approbation, das heißt eine staatliche Erlaubnis.

Weiterhin gibt es psychosoziale Beratungsstellen, die von den Städten und Gemeinden sowie von Kirchen und Wohlfahrtsverbänden angeboten werden. Hier arbeiten qualifizierte Berater, oft

Sozialarbeiter und Sozialpädagogen, manchmal auch Psychotherapeuten. Die Angebote sind häufig kostenlos.

Die Chemie muss stimmen

Ihr Therapeut stellt sich in der Regel auf Ihre Bedürfnisse ein, entsprechend wird er Sie weder zu viel noch zu wenig fordern. Falls Sie jedoch das Gefühl haben, dass Ihr Therapeut und Sie nicht auf der gleichen Wellenlänge sind, und sich nicht verstanden fühlen, so sollten Sie das ansprechen. Ändert sich danach nichts, haben Sie die Möglichkeit, den Therapeuten zu wechseln. Die ersten sechs Sitzungen sind allgemein Probesitzungen. In dieser Zeit können Sie zu einem anderen Therapeuten wechseln, ohne Probleme mit der Krankenkasse befürchten zu müssen. Umgekehrt hat auch der Therapeut die Möglichkeit, sich gegen eine Therapie mit Ihnen zu entscheiden. Auch danach ist noch ein Therapiewechsel möglich, allerdings in Absprache mit dem Therapeuten.

!

Wichtig ist, dass Sie sich vom Therapeuten verstanden fühlen und das Gefühl haben, es geht voran.

Antidepressiva – Wirkung und Nutzen der medikamentösen Therapie

Die Einnahme von antidepressiven Medikamenten sollte man weder idealisieren noch verteufeln, sondern kritisch und differenziert betrachten. Hinzu kommt, dass Psychopharmaka individuell ganz unterschiedlich wirken. Was dem einen hilft, zeigt beim anderen überhaupt keine Wirkung.

!

Antidepressiva sollte man weder idealisieren noch verteufeln.

Bei einer schweren depressiven Episode, bei einer chronisch verlaufenden Depression und bei einem früheren schlechten Ansprechen auf eine Psychotherapie wird der Arzt die Therapie mit einem Antidepressivum erwägen. Auch bei mittelgradigen Depressionen können Medikamente neben der psychotherapeutischen Behandlung eine wirksame Unterstützung sein. Sie wirken schneller als die Psychotherapie, eine Heilung allein durch Psychopharmaka darf man aber nicht erhoffen. Würde man ausschließlich die Medikamente nehmen, so würde man nicht lernen, wie man zukünftig mit Krisen umgeht und konflikthafte Situationen auflöst, um nicht wieder in eine Depression zu fallen.

Sollte der Arzt Ihnen oder einem Familienmitglied Medikamente verordnen, so ist es immer wichtig, diese regelmäßig und zuverlässig zu nehmen. Dabei müssen Sie sowohl auf die Einnahmezeiten als auch auf die verordnete Dosierung achtgeben. Ein sofortiges Wunder dürfen Sie nicht erwarten – die erste antidepressive Wirkung zeigt sich in der Regel erst nach zwei bis vier Wochen, die jeweiligen Nebenwirkungen können jedoch bereits nach der ersten Einnahme auftreten. Um diese so gering wie möglich zu halten, empfiehlt es sich, die Dosis langsam über mehrere Tage und eventuell sogar Wochen zu erhöhen. Im Fachjargon wird das als „Einschleichen" bezeichnet. Viele Nebenwirkungen verringern sich mit der Zeit. Umgekehrt wird der Arzt auch beim Absetzen des Medikamentes die Dosis langsam reduzieren, es „ausschleichen". Antidepressiva machen jedoch nicht süchtig.

!

Antidepressiva erfordern eine regelmäßige Einnahme, machen aber nicht abhängig.

Einteilung der Antidepressiva

Medikamente gegen Depression lassen sich unter drei verschiedenen Gesichtspunkten einteilen:

1. nach Substanzen
2. nach ihrer Wirkung im Gehirn
3. nach ihrem Einfluss auf das Antriebsverhalten

Um das Wirkprinzip von Antidepressiva zu verstehen, sind einige biochemische Grundkenntnisse nötig. Im Gehirn gibt es eine größere Anzahl von Nervenbotenstoffen (Neurotransmitter), die für die Kommunikation zwischen den Nervenzellen zuständig sind. Für psychische Belange spielen hauptsächlich Serotonin, Dopamin, Noradrenalin und Acetylcholin eine Rolle. Antidepressiva wirken, indem sie Einfluss auf diese Nervenbotenstoffe nehmen, insbesondere auf Noradrenalin und Serotonin. Ist auch das Dopamin verändert, so kommt es bei der Depression auch zu wahnhaften Anteilen; in diesem Fall müssen andere Medikamente, die sogenannten Neuroleptika, eingesetzt werden.

Im Folgenden finden Sie einen Überblick über die Hauptgruppen der verordneten Antidepressiva. Der Einfachheit halber werden die Medikamente nur unter ihrer chemischen Bezeichnung, dem Wirkstoff, und nicht unter dem Markennamen genannt.

1. Einteilung nach Substanzen

- **Trizyklische Antidepressiva.** Sie bestehen, wie der Name sagt, in ihrer chemischen Wirksubstanz aus drei Ringen und gehören zu den älteren Medikamenten (siehe nächste Seite).
- **Tetrazyklische Antidepressiva.** Sie haben vier Ringe in ihrer Wirksubstanz, sind eine Weiterentwicklung der trizyklischen Mittel und insgesamt besser verträglich als diese.
- **Weitere Antidepressiva**, die chemisch keine Gemeinsamkeiten aufweisen. Hierzu zählen sogenannte MAO-Hemmer (siehe nächste Seite).

2. Einteilung nach der Wirkung im Gehirn

Diese Unterscheidung ist in der Praxis aussagekräftiger, da sich daraus ableitet, zu welchem Mittel man bei welchen Symptomen rät.

- **Selektive Serotonin-Wiederaufnahmehemmer (SSRI).** SSRI wirken speziell auf den Botenstoff Serotonin. Sie verhindern, dass er wieder aus dem Nervenspalt aufgenommen wird; dadurch steigt seine Konzentration. So wird der Mangel an Serotonin, der bei einer Depression vorhanden ist, ausgeglichen. Diese Medikamente wirken antidepressiv und aktivitätsfördernd.

  Medikamente: Fluoxetin, Citalopram, Escitalopram, Paroxetin, Sertralin, Fluvoxamin

> **!**
> SSRI sind die am häufigsten eingesetzten Antidepressiva.

- **Selektive Noradrenalin-Wiederaufnahmehemmer (NARI).** Diese Medikamente wirken besonders bei Patienten, die gehemmt und apathisch sind.
  Medikament: Reboxetin
- **Selektive Serotonin- und Noradrenalin-Wiederaufnahmehemmer (SSNRI).** In niedrigen Dosen wirken diese Medikamente hauptsächlich auf das Serotonin ein, in höheren auf das Noradrenalin.
  Medikamente: Amitriptylin, Doxepin, Imipramin, Venlafaxin
- **Monoaminooxidase-Hemmer (MAO-Hemmer).** Diese Substanzen hemmen das Enzym-System Monoaminooxidase in seiner Wirkung. Es baut bestimmte Amine ab, zu denen Serotonin, Dopamin, Noradrenalin und Adrenalin gehören. Hemmt man also die Monoaminooxidase, verhindert man gleichzeitig den Abbau der stimmungsaufhellenden und antriebssteigernden Substanzen. Da die antriebssteigernde Wirkung vor der stimmungsaufhellenden einsetzt, dürfen MAO-Hemmer bei suizidgefährdeten Patienten nicht eingesetzt werden. Außerdem kommt es bei der Einnahme zu zahlreichen Veränderungen der Nervenbotenstoffe und damit zu vielen Nebenwirkungen wie Bluthochdruck, innere Unruhe, Schlafstörungen, Mundtrockenheit, Schwindel, Kopfschmerzen oder Übelkeit.
- **Trizyklische Antidepressiva.** Sie hemmen die Wiederaufnahme von Serotonin, Noradrenalin und Dopamin in die Nervenzellen und erhöhen dadurch den Wirkungseinfluss dieser Stoffe.

> !
>
> MAO-Hemmer haben ausgeprägtere Nebenwirkungen, werden immer seltener eingesetzt.

3. Einteilung nach dem Einfluss auf das Antriebsverhalten

- **Amitriptylin.** Der SSNRI (siehe vorherige Seite) wirkt antriebsmindernd und ist bei unruhigen und ängstlichen Depressionen geeignet.

- **Imipramin.** Der SSNRI (siehe vorherige Seite) wirkt antriebsneutral und stimmungsaufhellend.
- **Desipramin.** Das trizyklische Antidepressivum (siehe vorherige Seite) wirkt antriebssteigernd und ist bei ängstlich-gehemmten Depressionen einsetzbar.

Aufgrund vielfältiger Nebenwirkungen werden diese Antidepressiva jedoch immer seltener eingesetzt.

Nebenwirkungen

Nebenwirkungen können bereits am Beginn der Behandlung auftreten. Es ist schwer vorhersehbar, welcher Patient unter dieser oder jener Nebenwirkung leiden wird; häufig wird über Müdigkeit, Übelkeit, sexuelle Störungen, Schweißausbrüche, Herz-Kreislauf-Probleme, trockene Schleimhäute, Gleichgewichtsprobleme und Gewichtszunahme geklagt. Letztere kann für den Patienten eine weitere, nur schlecht zu verkraftende Einschränkung des Selbstbewusstseins mit sich bringen.

Der Patient sollte unbedingt mit dem Arzt über die Nebenwirkungen sprechen und umgekehrt der Behandelnde die Beschwerden ernst nehmen. Manchmal hilft eine niedrigere Dosierung oder ein Wechsel des Medikamentes. Die möglichen Nebenwirkungen sind auf dem Beipackzettel des Medikamentes aufgelistet.

!

Sprechen Sie mit dem Arzt über eventuelle Nebenwirkungen.

Die stationäre Therapie

Für niemanden ist es einfach, freiwillig wegen einer Depression in eine Klinik zu gehen, zumal jemand, der an einer Depression leidet, ohnehin Entscheidungsschwierigkeiten hat. Der Betroffene kann manchmal nicht genau einschätzen, was dort mit ihm passiert. Das macht ihm Angst und er neigt ja auch dazu, Situationen besonders negativ zu bewerten. Da der Zustand der Depression oft schwankt, ist die realistische Einschätzung des Befindens

!

Oft ist es besser, sich einzugestehen, wie krank man wirklich ist.

oft schwer. In vielen Fällen wäre es gut, sich rechtzeitig einzugestehen, wie krank man wirklich ist, anstatt über einen längeren Zeitraum zu leiden und sich einzureden, dass man es auch so schafft. Es kann Sinn machen, hier auf den Rat des behandelnden Arztes zu hören, sofern man ihm vertraut. So besteht die Chance, dass man rasch eine umfassende Hilfe bekommt, die je nach Situation tägliche Fürsorge, ausgiebige Psychotherapie und eventuelle medikamentöse Behandlung beinhaltet.

Der Vorteil einer Klinik besteht auch darin, dass man als Patient aus jeglichen Verpflichtungen herausgenommen wird. Man braucht keine Erwartungen mehr zu erfüllen, nicht mehr zu funktionieren, kann seinen Gefühlen freien Lauf lassen und muss sich nicht mehr ständig beherrschen und zusammenreißen. Außerdem findet man Ansprechpartner für die eigene Situation. Diese Entlastung kann der Beginn der Heilung sein. Auch der Kontakt zu den Mitpatienten, die sich in einer ähnlichen Situation befinden, kann sich als wirksame Unterstützung erweisen.

!

Gute Kliniken bieten auch eine intensive umfassende Behandlung an.

Natürlich sollte es diejenige Klinik sein, die am besten zu einem passt. Deshalb ist es sinnvoll, sich vorher ausführlich über das entsprechende Haus zu informieren; nicht jede ist unbedingt passend. Die letzte Entscheidung darüber, ob man in eine Klinik geht, und in welche, sollte man als Patient selbst fällen.

Vollstationär oder teilstationär Grundsätzlich gibt es die Möglichkeit, sich stationär oder aber teilstationär behandeln zu lassen. Eine teilstationäre Behandlung kann z. B. in einer Tagesklinik durchgeführt werden.
Die Indikationen zur vollstationären Therapie:
- Der Patient ist selbstmordgefährdet.
- Ein ausgeprägter sozialer Rückzug liegt vor.
- Der Patient hat Beziehungsprobleme, die die Behandlung gefährden.
- Die ambulante Therapie ist nicht umfassend genug.

Die Indikationen zur teilstationären Therapie:

- Die Frequenz der ambulanten Psychotherapie ist für den Behandlungserfolg zu gering.
- Es fehlt ein tragfähiges soziales Netzwerk.
- Ein Kind oder ein Haustier sind zu versorgen.

Schlafentzug

Eine der psychiatrischen Standardmethoden zur Behandlung der Depression ist der Schlafentzug, der auch Wachtherapie genannt wird. Man weiß heute, dass bestimmte Schlafstadien, vor allem in den Morgenstunden, depressionsverstärkend sind. Der Schlafentzug unterbricht die Wirkung dieser Schlafstadien und wirkt sich zudem positiv auf das Gleichgewicht der Neurotransmitter im Gehirn aus.

Die Patienten dürfen eine Nacht lang nicht schlafen und müssen bis zur üblichen Schlafenszeit am nächsten Tag wach bleiben. Dadurch hellt sich die Stimmung zumindest für eine gewisse Zeit deutlich auf. Wissenschaftler bestätigten, dass sich bei nicht wenigen Patienten die folgenden Symptome günstig beeinflussen ließen:

- innere Anspannung und Getriebenheit
- Angstzustände
- Selbstmordabsichten
- psychische und körperliche Antriebshemmung

Die Betroffenen waren wieder interessierter, fühlten sich leichter, freier und hoffnungsvoller und wurden insgesamt aktiver. Leider kam es bereits an den folgenden Tagen zu einem Rückfall, doch die anfängliche tiefe Depression wurde erst einmal überwunden.

An den Schlafentzug kann sich dann eine sogenannte Schlafphasenvorverlagerung anschließen. Viele Kliniken führen heute bevorzugt einen teilweisen Schlafentzug vor, der offensichtlich ebenso gute Ergebnisse bringt. Dabei wird den Patienten nur die zweite Hälfte des Nachtschlafs geraubt.

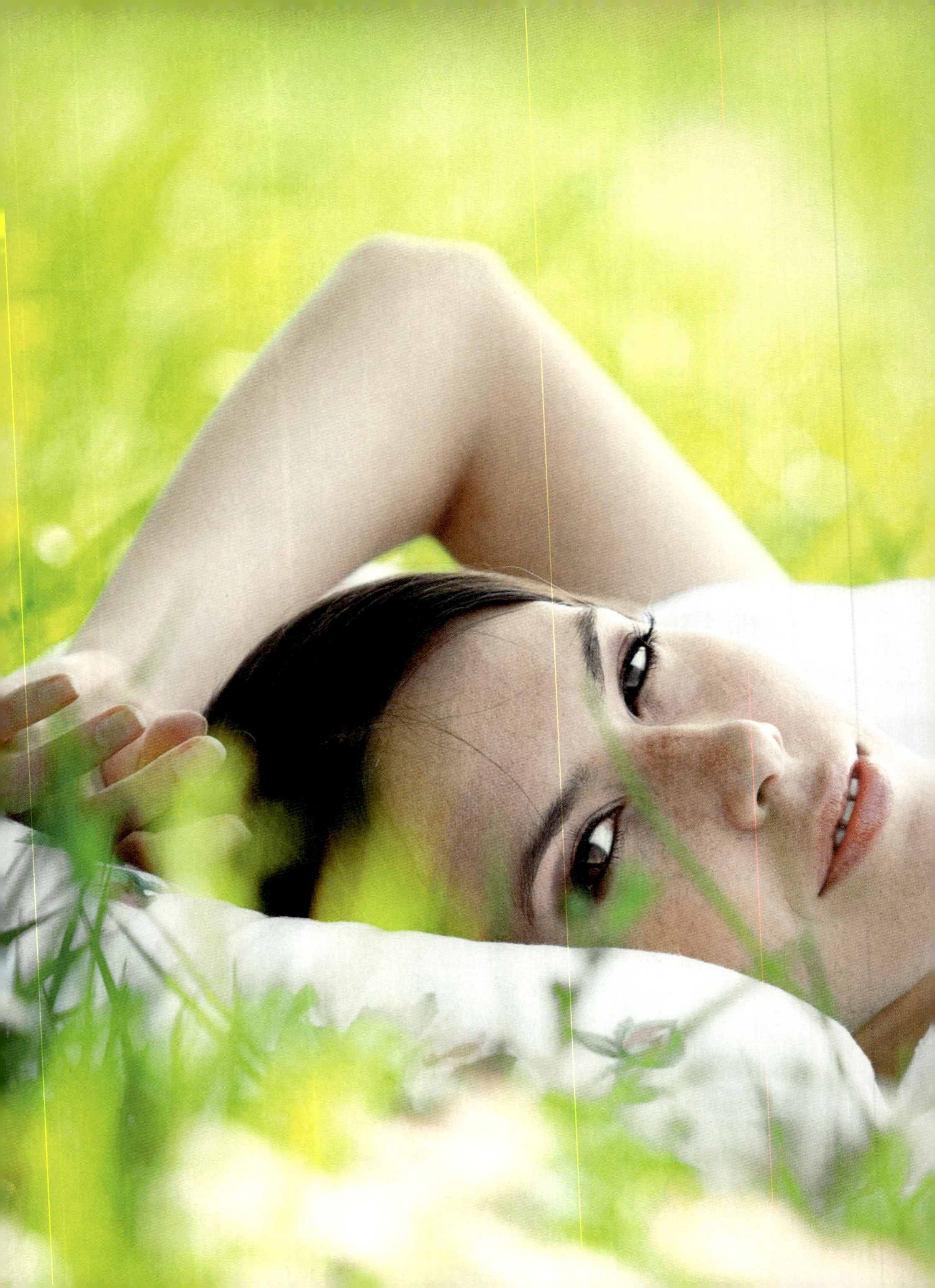

DEPRESSION – DAS KÖNNEN SIE SELBST TUN

Jeder Mensch besitzt ein inneres Selbstheilungspotential. Ich möchte Sie deshalb ermuntern, mit einfachen und wirksamen Schritten wieder mehr Lebensmut, Freude und Tatkraft zu entwickeln. Dazu eine kurze Geschichte: Einmal saß ein alter Indianer mit seinem Enkel am Lagerfeuer. Es war dunkel, die Sterne leuchteten, die Flammen züngelten. Beide schwiegen und schauten gemeinsam in das Feuer. Nach einer Weile sagte der Alte: „Weißt Du, ich fühle mich, als ob in meinem Herzen zwei Wölfe miteinander kämpfen würden. Der eine ist einsam und traurig, der andere hingegen unbeschwert und zuversichtlich.“ Der Junge fragte ihn: „Welcher der beiden wird den Kampf um Dein Herz gewinnen?“ Der alte Indianer erwiderte: „Der Wolf, den ich füttere.“

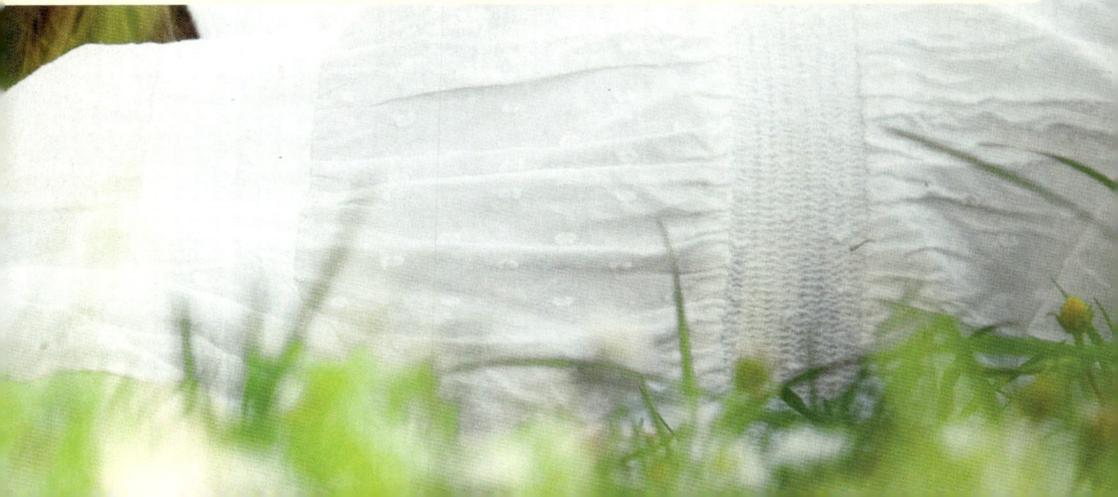

Die ersten Schritte – schnelle Soforthilfe

!

Der Flow ist ein Zustand innerer Harmonie.

Unser Gehirn verändert sich lebenslang; man nennt dies Neuroplastizität. Damit es das tun kann, braucht es Zugriff auf alle Informationen, sowohl diejenigen, die über die Sinnesorgane eintreffen, als auch die, welche im Gedächtnis abgespeichert sind. Der optimale innere Zustand, in dem wir auf alle Informationen zugreifen können, ist der „Flow“: Wir fühlen uns innerlich im Fluss, Verstand und Gefühl kämpfen nicht gegeneinander, sondern für das gleiche Ziel, Herzschlag und Atmung sind in Harmonie.

Der Flow wirkt auch auf unser Gefühlszentrum. Dort werden Nervenbotenstoffe ausgeschüttet, die für ein positives Lebensgefühl zuständig sind: Serotonin, Oxytozin und Dopamin. Serotonin ist für unser seelisches Wohlbefinden zuständig, Oxytozin wirkt beruhigend, ausgleichend und vertrauensfördernd. Dopamin ist ein „Belohnungshormon“ und erleichtert die Formung und das Wachstum von neuronalen Netzwerken und den Ausbau von Kontaktstellen (Synapsen) zwischen den Nervenzellen.

Das Gehirn aktiv umstrukturieren

!

Im häufigen Flowzustand gestaltet sich das Gehirn neu.

Wird der Zustand des inneren Sichwohlfühlens regelmäßig und oft hergestellt, gestaltet sich das Gehirn auf neue Art und Weise und die Depression verschwindet Stück für Stück. Es hat also eine Langzeitwirkung, wenn man konsequent und regelmäßig diesen Zustand herstellt, sei es durch die in diesem Kapitel vorgestellten Möglichkeiten, durch gute soziale Kontakte, erfüllende Arbeit, Hobbys oder durch psychotherapeutische Gespräche.

Neurobiologisch geht man davon aus, dass etwa drei Monate nötig sind, um das Wachsen neuer Synapsen zu ermöglichen, also kann man vermutlich auch erst nach dieser Zeit mit gefühlten Veränderungen rechnen und muss Geduld haben. Verändert wird dabei im Kurzzeitgedächtnis die Funktion, d. h. die bestehenden Synapsen werden verstärkt, und im Langzeitgedächtnis die Struktur, und zwar dadurch, dass neue Synapsen gebildet werden.

Ich möchte dies an einem Beispiel verdeutlichen. In meiner Praxis tauchte eine Patientin auf, die schon seit Jahren an einer schweren Depression litt. Vorangegangen waren stationäre Aufenthalte und eine ambulante Therapie und sie musste auch Medikamente nehmen. Nach der längeren Therapie bei mir fragte ich sie, was sich denn für sie konkret verbessert habe. Ihre Antwort:

„Am Beginn war ich nicht in der Lage, positive Erlebnisse wahrzunehmen, ich bemerkte sie einfach nicht. Nach einer Weile fielen sie mir auf, aber ich konnte mich nicht darüber freuen. Ich konnte sie auch nicht abspeichern, sondern vergaß sie sofort wieder. Jetzt kann ich sie mir sogar merken und sie bilden einen reichen Erfahrungsschatz, aus dem ich schöpfen kann. Heute Morgen, als die ersten Schneeflocken fielen, sah ich, wie meine kleine Tochter jauchzend im Schnee tanzte. Ich konnte mich mit ihr freuen und werde dieses fröhliche Bild immer in Erinnerung behalten. Was für ein schönes Bild! Das hat sich in der langen Zeit verändert."

Der österreichische Psychiater Viktor Frankl, der als Jude das KZ überlebte und darüber reflektierte, berichtet in seinem Buch „Trotzdem Ja zum Leben sagen…" Ähnliches. Berührend ist seine Schilderung, wie sich die KZ-Insassen nach ihrer Befreiung durch die Amerikaner auf den Weg machten, um wieder die Welt zu entdecken. Am Abend trafen sich alle, da sie ja keine andere Schlafmöglichkeit hatten, in der KZ-Baracke und tauschten ihre Erlebnisse aus. Der eine hatte ein blühendes Rapsfeld gesehen, ein anderer einen Kastanienbaum. Aber gemeinsam stellten sie fest, dass sich keiner freuen konnte. Die schwere Zeit lag noch zu kurz hinter ihnen. Die Freude kam erst mit der Zeit.

!

Mit spürbaren Veränderungen kann man frühestens nach drei Monaten rechnen.

!

Das Gefühl der Freude kann erst mit der Zeit wiederkommen.

So ähnlich ist es auch mit Ihrer Depression. Es wird Ihnen nicht sofort besser gehen, Sie brauchen viel Geduld, aber dann wird es irgendwann so weit sein. In diesem Kapitel möchte ich Ihnen einige Möglichkeiten anbieten, wie Sie selbst allmählich Ihr Gehirn umstrukturieren können.

Einen Stein nach dem anderen aus dem Weg räumen

Im Leben kommt man nur voran, wenn man sich auf den nächsten Schritt konzentriert. Es macht keinen Sinn, in ein anderes Leben springen zu wollen. Stellen Sie sich vor, Sie begehen einen Weg und plötzlich liegt vor Ihnen ein Wall aus lauter Steinen. Würden Sie versuchen, mit Gewalt durchzugehen? Oder wäre es hilfreicher, einen Stein nach dem anderen wegzuräumen? Auf jeden Fall hätten Sie mit der zweiten Variante wesentlich mehr Erfolg. Wenn wir eine Depression haben, liegen auch vor uns kleine Steine, die wir einen nach dem anderen zur Seite räumen müssen. Und jeder entfernte Stein bringt etwas mehr Licht in unsere Seele. Genauso ist jeder erste Schritt bereits der Beginn einer Veränderung. „Auch der längste Weg beginnt mit einem ersten Schritt“, sagt Laotse – oftmals ist er der schwerste. Im Folgenden möchte ich Ihnen zeigen, welche Schritte Sie zuerst machen können.

!

Jeder entfernte Stein bringt etwas mehr Licht in unsere Seele.

Bitte denken Sie bei den folgenden Anregungen immer daran: Sie können Ihr Gehirn umstrukturieren und damit aus der Depression herausfinden. Auch wenn Sie vielleicht denken „Das kann doch nicht funktionieren und bringt mir nichts“ – tun Sie es einfach trotzdem! Und ganz allmählich werden Sie feststellen, dass es Schritt für Schritt aufwärts geht.

Akzeptieren Sie die Depression als Erkrankung

Am Beginn des Weges steht das Akzeptieren der Depression. Im Kapitel „Bin ich depressiv?“ haben Sie bereits Hinweise dazu erhalten und einen Test durchführen können. Sollten sich daraus Hinweise für eine Depression ergeben, so ist der Gang zu einem Facharzt angeraten. Eine Depression hat nichts mit Wehleidigkeit oder einem schwachen Charakter zu tun.

Nehmen Sie sich selbst und Ihr Schicksal an! Gestehen Sie sich ein, dass Sie eine Depression haben. Das ist vielleicht schwerer, als es auf den ersten Blick aussieht, denn depressiv zu sein ist auch heute noch ein Tabu. Viele Menschen haben Angst davor, dass sie mit dieser „Schwäche“ von den anderen nicht angenommen und insgeheim verurteilt werden. Psychologisch gesehen bedeutet das Akzeptieren ein erneutes Freisetzen von inneren Kräften.

> !
>
> Es ist nicht leicht, sich eine Depression einzugestehen – aber der heilsame Beginn einer Veränderung.

Machen Sie eine genaue Bestandsaufnahme Ihrer gegenwärtigen Lebensumstände. Sie dürfen sich auch gern selbst bemitleiden, drei Tage ins Bett verkriechen, um in Ruhe darüber nachzudenken, was Sie zur Verbesserung Ihrer Lage tun können. Sie können sich herzergreifende Filme anschauen, dabei auch ausgiebig weinen – Sie brauchen keinerlei Rücksicht auf Ihre Umgebung zu nehmen, das haben Sie bereits lange genug getan. Es ist wichtig, dass Sie lernen, zu Ihren Gefühlen zu stehen, sie nicht zu verleugnen und sich nicht dafür zu verurteilen. Haben Sie sich auf das Schlimmste gefasst gemacht, so haben Sie nichts mehr zu verlieren! Allein das bringt bereits eine entspanntere Einstellung.

Legen Sie eine Liste an: „Ich bin traurig, weil ...“

Eine Liste, in der Sie Punkt für Punkt aufschreiben, weshalb Sie traurig sind, hilft zu klären, ob Sie wirklich einen Grund haben, niedergedrückt zu sein, oder ob die Ursachen woanders, vielleicht in falschen Einstellungen liegen. Indem Sie genauer benennen, was gründlich schiefliegt, gewinnen Sie leichter die eigene Orientierung zurück und können besser eingrenzen, wo genau Veränderungen erforderlich sein werden.

Suchen Sie sich Unterstützung

!

Als Einzelkämpfer sind Sie momentan zu schwach.

Eine Patientin, die Allgemeinärztin ist, erzählte mir, wie sie sich jahrelang damit quälte, die Depression vor sich und anderen zu verheimlichen. Sie habe sich bemüht, die Symptome zu unterdrücken, indem sie nach der Arbeit durch Alkohol abzuschalten versuchte. Dann habe sie zusätzlich das Antidepressivum Citalopram eingenommen. Eine Zeit lang sei sie damit ganz gut zurechtgekommen und niemand habe etwas gemerkt, weder die Arzthelferinnen noch die Patienten. Doch fiel es ihr morgens immer schwerer, überhaupt aufzustehen. Schließlich habe sie auch das nicht mehr geschafft und sich zunächst körperlich krankgemeldet. Sie habe keinen Ausweg mehr gewusst und überlegt, sich das Leben zu nehmen. Doch ihr Lebenswille sei noch so stark gewesen, dass sie sich schließlich entschlossen habe, den Mitarbeitern von ihrem Zustand zu berichten. Statt der erwarteten Ablehnung sei sie auf Verständnis gestoßen. Vor Erleichterung habe sie tagelang geweint. Gemeinsam habe man beratschlagt, was man ändern könne. Es wurde eine zweite Ärztin eingestellt, die sie entlastete und mit der sie sich fachlich und persönlich austauschen konnte.

Heutzutage sind viele in der Rolle von Einzelkämpfern und fühlen sich isoliert und überfordert. Eine Abschottung kann bei einer Depression gefährlich werden. Depressive Menschen verbrauchen unheimlich viel Energie darauf, nichts nach außen dringen zu lassen. Wenn sie spüren, dass sie nichts mehr verstecken müssen, und ihren Zustand offenlegen, werden sie in der Regel erfahren, dass es auch Leute gibt, die darauf positiv reagieren.

Der Kontakt zu Angehörigen und Freunden sollte deshalb aktiv gefördert werden. Vermeintlich unlösbare Probleme können im Gespräch mit lieben Menschen verschwindend klein werden. Nach einer ersten Rückzugsphase sollten Sie deshalb wieder versuchen, auf die Menschen zuzugehen, auch wenn das zunächst unglaublich schwerfällt. Ein sozialer Rückzug wird zum Teufelskreis, der das Risiko einer Depression verstärkt. Das gilt gerade auch für ältere Menschen, die nach dem Verlust ihres Partners häufig in die Isolation geraten. Untersuchungen belegen, dass sich ihre Depression dadurch deutlicher verstärkt, als wenn sie weiter ihre sozialen Kontakte pflegen.

!

Pflegen Sie Ihre sozialen Kontakte.

Trotzdem sollte man genau abwägen, wem man sich in dieser Situation anvertraut. Nicht jeder ist ausreichend verständnisvoll, manche fühlen sich schnell damit überfordert und erteilen kluge Ratschläge. Durch Aussagen wie „Reiß dich mal zusammen, mir geht es auch manchmal schlecht" fühlen sich die Betroffenen nicht ernst genommen und schlechter als vorher, weil sie diese Ratschläge ja nicht umsetzen können.

Finden Sie heraus, wer Ihnen guttut und wer nicht. Es gibt Menschen, die eine positive Ausstrahlung haben, die voller Pläne und Optimismus sind. Bei diesen Menschen fühlt man sich gut und energiegeladen. Und dann gibt es Menschen, mit denen ist man eine Weile zusammen und fühlt sich völlig ausgelaugt und müde. Versuchen Sie einmal, nach einer Begegnung in sich hineinzuspüren, welche Wirkung der jeweilige Mensch auf Sie hat.

!

Wer steht an Ihrer Seite?

Reagieren Verwandte verständnislos, ist es besser, den Kontakt vorübergehend abzubrechen. Auch am Arbeitsplatz sollten Sie nicht generell offen über Ihre Depression sprechen. Gerade bei befristeten Arbeitsverträgen oder einem angespannten Betriebsklima ist Vorsicht geboten. Haben Sie jedoch ein gutes Vertrauensverhältnis zu Ihrem Chef oder den Kollegen, können Sie sie eventuell einweihen und dadurch Entlastung erfahren. Vielleicht finden Sie gemeinsam eine Lösung. Vertrauensperson kann auch der Betriebsarzt oder der Betriebsrat sein. Weitere hilfreiche Stützen können Hausarzt, Psychiater oder Psychotherapeut sein.

!

Informieren Sie sich ausführlich über Ihr Krankheitsbild.

Werden Sie zu Ihrem eigenen Depressionsexperten

Informieren Sie sich möglichst ausführlich über Ihr Krankheitsbild. Lesen Sie Bücher über Personen, die eine ähnliche Krise bewältigt haben. Es schafft eine gewisse Gelassenheit, wenn Sie sich selbst zum „Depressionsexperten" ausbilden, und Sie gewinnen damit ein Stück Souveränität zurück. Sie lernen, die körperlichen und psychischen Beeinträchtigungen leichter einzuordnen und damit auch leichter zu ertragen.

Erst wenn Sie alle Informationen eingeholt haben, können Sie sich die folgenden Fragen stellen und schriftlich beantworten:

- Was sehe ich als Ursache meiner Depression an?
- Was beunruhigt mich momentan und macht mich traurig?
- Was könnte ich als ersten Schritt dagegen tun?
- Für welchen ersten Schritt entscheide ich mich?
- Wann fange ich damit an?

!

Auch wenn Sie noch keine Freude empfinden: Tun Sie Dinge, die Ihnen früher Spaß gemacht haben.

Seien Sie gut und fürsorglich zu sich selbst

Der deutsche Schriftsteller Theodor Fontane sagte einmal: „Immer die kleinen Freuden aufpicken, bis das große Glück kommt. Und wenn es dann nicht kommt, dann hat man wenigstens die kleinen Freuden gehabt." Beginnen Sie wieder damit, Dinge zu tun, die Ihnen früher viel Spaß gemacht haben, auch wenn Sie sich momentan noch nicht darüber freuen können.

Das kann ein Vollbad oder ein Spaziergang in der Natur, der Kauf eines neuen Kleides oder ein Friseurbesuch sein. Das sind einfache Maßnahmen, die keine Anstrengung erfordern und Freude bereiten. Führen Sie jeden Tag eine Sache konsequent durch. Tun Sie jeden Tag etwas Besonderes für sich.

!

Tun Sie sich jeden Tag etwas Gutes.

Sie sollten sich auch selbst ab und zu am Abend ein kleines Geschenk machen oder einen Wunsch erfüllen (ein tolles Buch kaufen, schöne Musik hören oder einen Film ansehen) und lernen, sich schon am Tag darauf zu freuen. Das regt das Belohnungshormon Dopamin an. Sowie man anfängt, sich über Kleinigkeiten zu freuen, ist man bereits auf dem richtigen Weg.

Dann nehmen Sie sich fest vor, sich innerhalb der nächsten drei Wochen jeden Tag einen besonderen Wunsch zu erfüllen. Es sollte etwas sein, das Sie nicht sowieso täglich machen. Jeden Abend können Sie diesen Wunsch in ein besonderes Heft eintragen. Aber Achtung, diese Übung kann süchtig machen!

!

Vorfreude regt die Bildung des Belohnungshormons Dopamin an.

Suchen Sie sich Vorbilder

Es gibt Menschen, die haben sehr schwere Zeiten durchlitten und es geschafft, trotzdem wieder auf die Beine zu kommen. Auch Ihre Depression ist als eine schwere Krisenzeit zu betrachten. Indem man sich in Menschen einfühlt, die ebenfalls ein schweres Schicksal erlitten und es bewältigt haben, gelingt es auch leichter, wieder Zugang zu den eigenen inneren Kräften zu gewinnen.

Ein solches Vorbild ist der Psychiater Viktor Frankl (siehe auch Seite 63), der als Jude das Konzentrationslager durchlitt und seine Eltern und seine Frau durch den Holocaust verlor. Ihm half die Vorstellung, dass er später Vorlesungen über die Auswirkungen des Lagers auf die Psyche halten wollte.

Ein anderes Beispiel ist Martin Grey, Autor des Buches „Der Schrei nach Leben“. Er erlebte das Warschauer Ghetto, besorgte dort unter Einsatz seines Lebens Lebensmittel für seine Familie und Leidensgenossen, flüchtete, trat der Roten Armee bei, verließ sie nach dem Krieg und wurde in New York ein erfolgreicher Geschäftsmann. Er gründete eine Familie und zog mit ihr nach Frankreich. Dort kam seine Frau mit den vier Kindern bei einem Waldbrand ums Leben. Sechs Jahre später heiratete er erneut, aus dieser Ehe gingen drei Kinder hervor. Er begann mit dem Schreiben, um seine Erfahrungen zu verarbeiten, und gründete zu Ehren seiner verstorbenen Frau eine Stiftung zum Erhalt der Natur.

Beide Autoren versuchen mit ihren Büchern, anderen Menschen Mut zu machen und trotz schwerer Schicksalsschläge nicht den Glauben an das Leben zu verlieren.

!

Auch wer Schweres durchlitten hat, kann wieder auf die Beine kommen.

Es müssen aber nicht unbedingt die ganz tragischen Lebensläufe sein, die Ihnen als Vorbild dienen können. Es kann auch ein Nachbar oder ein Kollege sein, der durch sein tatkräftiges und hilfsbereites Wesen andere in den Bann zieht. Was niemand vermuten würde: Auch er hat gewiss schon Schicksalsschläge hinter sich. Vielleicht lohnt es sich, mit ihm einmal darüber zu sprechen, wie er es geschafft hat, sich nicht unterkriegen zu lassen.

Lassen Sie sich von der Natur helfen

Spaziergänge wirken oft inspirierend und dadurch antidepressiv. Auch wenn Sie einen Spaziergang vielleicht zunächst nicht als wohltuend erleben, werden Sie bestimmt feststellen, dass Sie sich hinterher trotzdem besser fühlen.

!

Schon fünf Minuten „grün sehen" am Tag verbessern die Stimmung deutlich.

Britische Wissenschaftler des Wohlfahrtsverbandes „Mind", der sich für psychisch Kranke einsetzt, haben in einer Studie bestätigt, dass ein Spaziergang im Grünen deutlich gegen eine Depression wirkt und das Selbstwertgefühl verbessert. In verschiedenen Studien aus den USA wurden insbesondere bei einem Aufenthalt in der Natur erstaunliche Wirkungen festgestellt.

Das bewirkt ein Aufenthalt im Grünen

Entspannung Der Blick auf grüne und vor allem schöne Landschaften mindert Puls, Blutdruck und Muskelspannung.

Bessere Stimmung Das Grün in der Natur mindert negative und verstärkt positive Emotionen, steigert den Serotoninspiegel und verlangsamt beruhigend unsere Hirnwellen.

Stressentlastung Aufenthalte in der Natur senken die Ausschüttung von Stresshormonen und wirken auf das sympathische und parasympathische Nervensystem ausgleichend.

Gesteigerte Arbeitsfähigkeit Ein grünes Umfeld am Arbeitsplatz trägt zur Steigerung der Effektivität und Senkung der krankheitsbedingten Arbeitsausfälle bei.

Bessere Problemlösungsfähigkeit Wer eine Wohnung im Grünen hat, bewältigt persönliche Probleme effektiver, verhält sich in der Familie weniger aggressiv und wird seltener kriminell.

Konzentrationssteigerung Bilder von oder Aufenthalte in natürlicher Umgebung verringern das Gefühl geistiger Erschöpfung und steigern die Konzentrationsfähigkeit.

Mehr Kreativität In der Natur kommen einem mehr neue Ideen als bei angestrengtem Nachdenken an der Arbeit oder zu Hause.

Insgesamt also besitzt der „antidepressive Spaziergang“ durch die ausgeglichene Bewegung, die Lichteinwirkung und den besonders intensiv wahrgenommenen Naturkontakt eine Wirkung wie kaum eine andere Sportart.

!

Kaum eine Sportart kommt in der Wirkung an den „antidepressiven Spaziergang“ heran.

Bewegen Sie sich

Unser Körper ist dazu geschaffen, sich zu bewegen. Von der Evolution ist es nicht vorgesehen, dass wir den ganzen Tag bewegungslos sitzen. Bewegung beeinflusst auch den Fluss unserer Gedanken – bereits Nietzsche sagte: „Traue nie einem Gedanken, der im Sitzen entstanden ist.“ Doch was machen wir die meiste Zeit in unserem Leben? Wir sitzen: in der Schule, am Schreibtisch, in Meetings. Allmählich setzen wir uns körperlich und geistig fest.

!

Wer sich nicht bewegt, setzt sich körperlich und geistig fest.

Bei einer Depression erstarrt nicht nur unser Körper, sondern auch unser Gedankenspiel. Wir haben verlernt, uns frei zu fühlen, stattdessen sperren wir unsere Gedanken und unseren Körper in einen Käfig. Wie kommen wir da wieder heraus? Nur indem wir uns überwinden und eine neue Gewohnheit bahnen.

Bei jeder Form von Bewegung und Sport regen wir den Körper an, Glückshormone (Endorphine) auszuschütten, und steigern

!

Bewegung kurbelt die Endorphinausschüttung an.

!

Aktive Menschen sind keine Opfer der Umstände.

somit unser Wohlbefinden. Der japanische Arzt Shigeo Haruyama empfiehlt deshalb, täglich mindestens 5000 Schritte zu gehen.

Mit einem Schrittzähler können Sie innerhalb kürzester Zeit bereits erste kleine Erfolgserlebnisse verbuchen, indem Sie einfach am Abend schauen, wie viele Schritte Sie gemacht haben. Schon 100 Schritte sind ein Erfolg, aber vielleicht schaffen Sie es ja auch, sich auf die empfohlene Schrittzahl zu steigern.

Sie können auch Musik hören und beginnen, dazu zu tanzen. Auch so kommen Sie wieder in die Aktion. Ein Opfer der Umstände ist immer inaktiv. Wer dagegen aktiv wird, ist kein Opfer mehr!

Aktivieren Sie Ihre Sinne und trainieren Sie Ihre Achtsamkeit

Fast hat es den Anschein, als ob sich bei einer Depression die Sinne zurückziehen: Das Essen schmeckt nicht mehr, die Welt verliert ihre Buntheit, die Außenwelt klingt nur noch lärmend und nicht mehr angenehm. Beginnen Sie deshalb ganz bewusst, Ihre Sinne wieder zu erwecken.

Berührt werden Nehmen Sie ein Bad, lassen Sie sich streicheln, gehen Sie zur Massage.

Schmecken Kochen Sie ganz bewusst Ihr Lieblingsessen, essen Sie ein wenig Schokolade ohne Reue.

Hören Genießen Sie Musik, auf CD oder im Konzert. Falls Sie es schaffen, machen Sie selbst Musik.

Sehen Schauen Sie Dinge an, die Sie früher interessiert haben, lassen Sie ganz bewusst Schönheit oder Natur auf sich einwirken.

Mit Achtsamkeit ist auch gemeint, dass Sie auf sich selbst und Ihre eigenen Bedürfnisse, Ressourcen und Grenzen achten. Die Hälfte Ihrer Aufmerksamkeit dürfen Sie auf sich selbst richten, um Ihre emotionale Ausgeglichenheit zu erhalten. Hilfreich ist dabei, wenn Sie sich eigene Orte der Selbstreflexion einrichten. Bitte verwechseln Sie Selbstreflexion aber nicht mit Grübeln. Selbstreflexion bedeutet, sich frei von Schuldgefühlen zu fragen: „Warum habe ich so gehandelt und nicht anders?“, „Hat mein Handeln etwas bewirkt?“, „War ich flexibel genug?“, „Was lerne ich daraus?“ Ein Therapeut kann Sie bei Bedarf dabei unterstützen.

!

Hören Sie auf Ihre Bedürfnisse.

Lernen Sie, sich selbst zu lieben

Depressive Menschen empfinden sich selbst als wenig liebenswert. Gleichzeitig haben sie Angst, wegen ihrer Krankheit abgelehnt zu werden, und zum Teil wurden sie sogar tatsächlich schon deswegen diskriminiert. Die Ablehnung verstärkt die Selbstzweifel und ein Teufelskreis entsteht.

Gelingt es, das innere negative Selbstbild durch ein positives zu ersetzen, so kann ein besseres Lebensgefühl entstehen.

Übung: Ein positives Selbstbild entwickeln
Stellen Sie sich vor den Spiegel und zählen Sie auf, was an Ihnen Liebenswertes und Besonderes ist. Fällt Ihnen das noch zu schwer, versuchen Sie, sich durch die Augen der Person zu betrachten, die Sie am meisten mag. Irgendeinen Grund muss es doch dafür geben, dass Sie ihr oder ihm gefallen?
Zählen Sie auf, was an Ihnen Liebenswertes ist.

Verschönern Sie Ihre Umgebung

Falls Sie die Kraft dazu aufbringen können, beginnen Sie damit, um sich herum Verschönerungen vorzunehmen. Indem man sein Zuhause mit schönen Farben hell und freundlich gestaltet, kann man sprichwörtlich „ganz viel Licht ins Dunkel“ bringen. Schönheit strahlt zurück und ist ein nicht unwesentlicher Faktor für die eigene Gemütslage. Fangen Sie mit einer Kleinigkeit an. Räumen Sie eine Ecke auf, vielleicht sortieren Sie auch alte Dinge aus, um buchstäblich wieder Platz für Neues in Ihrem Leben zu haben.

!

Schönheit strahlt zurück.

!

Eine kleine erledigte Aufgabe am Tag lässt den Aufgabenberg schrumpfen.

Stellen Sie sich täglich eine kleine Aufgabe

Sie sollten jeden Tag eine kleine Aufgabe erledigen. Dadurch schrumpft der Aufgabenberg, die unbeantworteten E-Mails werden vielleicht weniger, der Schreibtisch wird leerer, die Wohnung aufgeräumter, die Freunde werden dankbarer. Nehmen Sie sich bitte nicht zu viel vor; weniger ist mehr. Ist eine Erledigung zu groß, so lässt sie sich vielleicht auch in kleine Schritte aufteilen.

Wecken Sie wieder Ihre Kreativität

Denken Sie produktiv! So verwandelt sich Ihr Denken viel automatischer in eine optimistischere Richtung, als wenn Sie sich vornehmen, positiv zu denken. Letzteres gelingt fast niemandem auf Anhieb. Filtern Sie Ihre Gedanken in diesem Sinn. Fragen Sie sich, ob das soeben Gedachte Sie stärkt, mutiger, liebevoller, zuversichtlicher macht. Wecken diese Gedanken Ihre Energie, die Situation aktiv zu verändern? Falls Ihre Gedanken nicht förderlich sind, so gibt es keinen Grund, weiter an ihnen festzuhalten.

!

Oft kann man an frühere Interessen anknüpfen.

Überlegen Sie, wie Sie am besten wieder Ihre Kreativität wecken können. Gibt es irgendetwas, das Sie in Ihrer Kindheit oder später gern getan haben? Wann waren Sie von einer Tätigkeit so gefesselt, dass Sie die Zeit um sich herum vergessen haben? Vermutlich ist das schon lange her. Inzwischen haben Sie einen viel kritischeren Blick und gehen viel skeptischer an die Dinge heran.

Fangen Sie mit einem kleinen Schritt an und beginnen Sie mit einer kreativen Tätigkeit, zu der Sie irgendwann einmal einen Bezug hatten. Vielleicht backen Sie einen Kuchen, sortieren Ihre Fotos ein, nehmen die lang vergessene Gitarre aus der Ecke, nehmen Gesangs- oder Schauspielstunden, fangen an, eine Geschichte zu schreiben, ein Bild zu malen, ein Kleid zu entwerfen …

Oder Sie probieren Dinge aus, die Sie nie zuvor getan haben, je verrückter, desto einfallsreicher. Probieren Sie neue, ungewohnte Sachen aus, kaufen Sie ein ungewöhnliches Parfüm, besuchen Sie einen fremden Ort, treten Sie in einen Verein ein, schaffen Sie sich ein Haustier an, suchen Sie sich ein Praktikum oder kommen Sie auf ganz andere Gedanken – lassen Sie Ihre Fantasie spielen.

Legen Sie sich einen Motivationsspruch zu

Motivationssprüche können manchmal Denkanstöße geben. Vielleicht bilden sie einen kleinen Anker für Ihre Seele. Gönnen Sie sich diesen Luxus, wählen Sie – etwa im Internet – aus einem umfangreichen Angebot denjenigen Spruch aus, der am besten zu Ihnen passt, und tragen Sie ihn im Portemonnaie mit sich, um ihn bei Gelegenheit, auch mehrfach am Tag, hervorzuholen und zu lesen. Sie können diese Sprüche aber auch in der ganzen Wohnung verteilen und einen z. B. an den Spiegel heften.

!

Finden Sie Ihren persönlichen Spruch.

Auch viele bekannte Persönlichkeiten haben und hatten ihre motivierenden Sprüche. Hier eine kleine Auswahl:

- Barack Obama: „Yes we can."
- Angela Merkel: „In der Ruhe liegt die Kraft." (Konfuzius)
- Viktor Frankl: „Trotzdem Ja zum Leben sagen."
- Georg Christoph Lichtenberg: „Ich kann freilich nicht sagen, ob es besser werden wird, wenn es anders wird; aber so viel kann ich sagen, es muß anders werden, wenn es gut werden soll."
- John F. Kennedy: „Wann, wenn nicht jetzt? Wo, wenn nicht hier? Wer, wenn nicht wir?"
- Mark Aurel: „Unser Leben ist das Produkt unserer Gedanken."
- Mahatma Gandhi: „Es ist nicht der mutig, der keine Angst hat, sondern der, der seine Angst überwindet."
- Carl Friedrich von Weizsäcker: „Es kann sich nur etwas ändern, wenn wir optimistisch bleiben."
- Jackie Chan: „Lasse nicht zu, dass dich die Umstände kontrollieren. Du veränderst deine Umstände."

!

Mit bildhaften Vorstellungen können wir unsere Gefühle beeinflussen.

Nutzen Sie die Macht der Imagination

Eine Imagination ist eine bildhafte Fantasie, die sich Raum in unserem Bewusstsein verschafft. Bildhafte Vorstellungen haben aber auch einen enormen Einfluss auf unser Unbewusstes und damit auf unseren Gefühlszustand. Wir können diese Möglichkeit nutzen, um unsere Gefühle positiv zu beeinflussen.

Imaginationsübung

Stellen Sie sich vor Ihrem inneren Auge einen starken, elastischen Baum mit kräftigen Wurzeln vor, der allen Wettern trotzt. Versuchen Sie, mit Ihren Händen seinen Stamm zu berühren. Wie fühlt es sich an? Hören Sie den Wind in seinen Blättern rauschen? Sehen Sie das Lichtspiel der Sonne in seinen Blättern? Hören Sie vielleicht Vögel zwitschern? Und nun stellen Sie sich vor, wie Sie sich mit Ihrem Rücken an den Baum lehnen. Sie spüren die harte Rinde zwischen Ihren Schulterblättern. Es ist für Sie ein Gefühl, als ob der Baum seine Kraft auf Sie überträgt.

Falls Sie diese Übung nicht auf Anhieb schaffen, so können Sie als Vorübung bei einem Spaziergang einen Baum im Wald oder im Park auswählen und sich anlehnen, um dieses Gefühl später wieder in der Erinnerung lebendig werden zu lassen.

!

Autosuggestion heißt Selbstbeeinflussung.

Üben Sie die Autosuggestion nach Coué

„Es geht mir jeden Tag in jeder Hinsicht immer besser und besser." Dieser Satz, in dem enorme Kräfte verborgen liegen, stammt von dem einfachen französischen Apotheker Émile Coué. Durch seine jahrzehntelange Erfahrung mit vielen gesunden und kranken Menschen hatte er eine wunderbare Methode zur Selbsthilfe entwickelt, die bewusste Autosuggestion.

Jeder Mensch beeinflusst sich ununterbrochen selbst, und das sein Leben lang. Unsere Gedanken und Gefühle erschaffen wir uns selbst, allerdings häufig unbewusst. Dabei fällt es uns viel leichter, negativ zu denken und uns schlecht zu fühlen. Im Prinzip handelt es sich dabei um unbewusste Autosuggestionen, aus denen sich allmählich Gewohnheiten bilden. Wer sich seit Jahren als schwach erlebt, hat kein Selbstbewusstsein mehr. Doch mit der bewussten Autosuggestion kann man es schaffen, wieder ein „Urvertrauen“ aufzubauen.

!

Jeder Mensch beeinflusst sich unbewusst ständig selbst.

Man muss dabei aber ein paar Dinge beachten. Coué erkannte: „Lässt man den befehlenden Willen wie einen unumschränkten Herrscher auf das Unbewusste einwirken, so sträubt sich das Unbewusste. Es führt nicht nur den Befehl nicht aus, sondern tut genau das Gegenteil!“ Das bedeutet, dass jede Kraftanstrengung, die man willentlich gegen ein Übel oder eine Krankheit einsetzt, genau zum Gegenteil führt, nach dem Grundsatz: Du stärkst, was du bekämpfst, denn da sitzt deine Aufmerksamkeit. Versuche, Krankheiten mit „Du musst“ zu überwinden, sind zum Scheitern verurteilt. Das gilt auch für jede verbissene, angespannte, ungeduldige Autosuggestion. Wenn man sie jedoch ganz entspannt anwendet, erzielt man damit große Erfolge.

!

Mit Autosuggestion kann man kleine und große Erfolge erzielen.

Einfache Autosuggestionsübung
Sprechen Sie sich täglich nach dem Erwachen und vor dem Einschlafen etwa 20-mal halblaut vor: „Es geht mir jeden Tag in jeder Hinsicht immer besser und besser“. Durch das Vorsprechen wird der Satz über den Gehörsinn im Unterbewusstsein verankert.

Coué betonte ausdrücklich, kein Wunderheiler zu sein, er erkannte nur, wie man die Selbstheilungskräfte nutzen kann. Seinen Patienten sagte er ganz klar: „Ich habe keine Heilkraft, nur Sie selbst“.

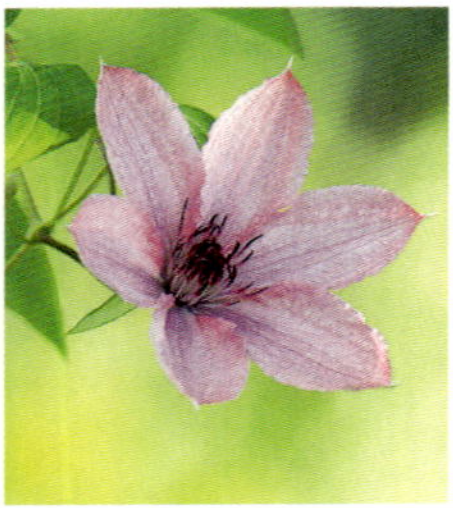

Schlüsselfragen am Ende des Kapitels

- Wann haben Sie sich besonders zufrieden oder glücklich gefühlt in Ihrem Leben? Schreiben Sie drei Höhepunkte auf.
- Mit welchem festen Entschluss stehen Sie am Morgen auf, um die Möglichkeiten, die der Tag bietet, auch zu ergreifen?
- Wie würde sich Ihr Leben verbessern, wenn Sie mit der Einstellung herangehen würden „Ich schaffe das!“?

Öffnen Sie sich wieder dem Leben

Bei den ersten Schritten aus der Depression ging es darum, dass Sie überhaupt wieder auf die Beine kommen, dass Sie sich, ähnlich wie eine gute Mutter ihr Kind fürsorglich behandelt, selbst pflegen, hegen und wertschätzen. Vielleicht haben sich ja bereits einige Erfolgserlebnisse eingestellt, auf denen Sie nun aufbauen können und den eingeschlagenen Weg weiter beschreiten können.

Bauen Sie Stück für Stück ein neues Selbstbewusstsein auf

Ohne Selbstachtung bleibt das Leben schmerzhaft und depressiv; sie ist für unser Leben unverzichtbar. Depressive können sich so, wie sie sind, im Allgemeinen nicht akzeptieren. Bereits 1980 erkannte William James, US-amerikanischer Psychologe und Philosoph, dass derjenige über ein starkes Selbst verfügt, bei dem die Kluft zwischen dem Bild „So bin ich“ und „So möchte ich sein“ gering ist. Entscheidend nach James ist dabei, welches Verhältnis zwischen Erfolg und Anspruch besteht. Jemand, der von sich wenig erwartet, zerbricht sich den Kopf nicht über geringe Erfolge. Umgekehrt kann jemand trotz beachtlicher Erfolge verzweifeln, weil er einen extrem hohen Anspruch hat.

Aber woran liegt es, dass sich manche Menschen so akzeptieren, wie sie sind, und andere von Selbstzweifeln und Selbstunsicherheit geplagt werden? Schüchternheit ist sicherlich genetisch angelegt, aber daraus muss keine Selbstunsicherheit werden, sofern in der Erziehung zwei wichtige Dinge erfüllt werden:

- Das Kind wird bedingungslos geliebt.
- Das Kind darf auch Schwächen und Misserfolge haben.

„So wie ich bin, werde ich geliebt"

Diese Grundüberzeugung gewinnt ein Kind, das von seinen Eltern geliebt wird, ohne dass diese Liebe an Bedingungen geknüpft ist. Wer nur geliebt wird, weil er pflegeleicht oder ein Musterkind ist oder wenn er gute Noten nach Hause bringt, entwickelt kein stabiles Selbstwertgefühl, ebenso wenig, wenn Fehler immer sofort als Charakterschwäche ausgelegt werden. Wenn sich die Strafe der Eltern nicht auf die konkrete Situation bezieht, sondern das Kind stattdessen als „egoistisch", „dumm" oder gar „böse" verurteilt wird, so glaubt es zunehmend, nicht liebenswert zu sein.

!

Die Liebe der Eltern darf nicht an Bedingungen geknüpft sein.

„Ich kann das"

Wenn ein Kind einen Misserfolg erlebt, sollten die Eltern das kritiklos akzeptieren und das Kind darin bestärken, es weiter zu versuchen und das nächste Mal vielleicht erfolgreicher zu sein. Doch es gibt Eltern, die betrachten die Erfolge ihrer Kinder mit der größten Selbstverständlichkeit, verurteilen jedoch Misserfolge auf das Schärfste, bestrafen sie faktisch mit Liebesentzug. Diese Kinder versuchen dann, möglichst ein eventuelles Scheitern zu vermeiden, indem sie Herausforderungen meiden, denn sie haben Angst vor der überzogenen Kritik.

Selbstunsichere Menschen werden von ihren Mitmenschen häufig als nett und sympathisch wahrgenommen. Für sie ist es wichtig, „nicht aus der Gruppe zu fallen", sie befürchten Kritik oder Ablehnung und zeigen deshalb nicht, was in ihnen steckt. Die anderen können dann kein Urteil über sie fällen und unter-

!

Unsichere Menschen stellen ihr Licht unter den Scheffel.

!

Selbstbewusst wird, wer sich Herausforderungen stellt.

schätzen sie. Diese Menschen versuchen ständig, von ihrer Umgebung Lob und Bestätigung zu bekommen, empfinden sich selbst nicht als liebenswert genug, was auf Dauer aber für ihre Umgebung anstrengend wird.

Wer sich immer selbst in den Schatten stellt, hat auch weniger Erfolgserlebnisse, wird in seinen Selbstzweifeln bestärkt und dadurch immer depressiver.

Selbstbewusstsein gewinnt man, indem man sich den Herausforderungen stellt und auf diese Weise Erfahrungen sammelt. Aber mit welcher Herausforderung fängt man an?

Führen Sie ein Erfolgstagebuch

Indem Sie sich bereits auf den Weg gemacht haben, haben sich vielleicht schon die ersten Erfolgserlebnisse eingestellt. Vielleicht haben Sie ja inzwischen ausreichend Informationen über das Krankheitsbild gesammelt, waren fürsorglich zu sich selbst, haben damit begonnen, sich mehr zu bewegen als früher.

Ihr Selbstbewusstsein lässt sich weiter steigern, wenn Sie von nun an jeden Tag Ihre kleinen Erfolge und positiven Erlebnisse in einem Notizbuch festhalten.

Verändern Sie Ihre Denkeinstellungen

Es gibt ein „richtiges“ und ein „falsches“ Denken: Ersteres berücksichtigt Ursache und Wirkung und führt zu zielgerichteter, konstruktiver Planung, Letzteres führt zu innerer Anspannung und mündet geradewegs in eine Depression. Personen mit einer Depression verbringen durchschnittlich sechs Stunden am Tag damit, zu grübeln und sich Sorgen zu machen.

Drei typische Denkfehler

Der Depressive betrachtet sich selbst, seine Erfahrungen und seine Zukunft verzerrt; diese typischen Denkfehler werden als sogenannte „kognitive Triade“ bezeichnet. Dabei ist seine Selbstbeurteilung extrem negativ und deckt sich nicht mit der Meinung von Außenstehenden. Im Wesentlichen geht es um drei falsche Einstellungen.

1. **Ein überzogenes negatives Selbstbild** Oft legt ein depressiver Mensch an sich völlig überzogene Wertmaßstäbe an und beurteilt sein eigenes Verhalten als moralisch verwerflich und unzureichend. Ständig kritisiert er sich selbst und unterschätzt seine eigene Person. Er überhöht seine eigenen Fehler, betrachtet sich als unzulänglich, benachteiligt und krank. Seine Selbstkritik ist überzogen.

> ! Fehler werden überhöht, die eigene Person wird unterschätzt.

2. **Negative Bewertung von Erfahrungen** Der Patient interpretiert seine Erfahrungen ständig negativ und seine vorgefassten negativen Folgerungen werden scheinbar bestätigt. Dabei erlebt er die Welt so, als würde sie Außerordentliches von ihm verlangen und ihm gleichzeitig bei der Verwirklichung unüberwindbare Hindernisse in den Weg legen. Dem nicht genügen zu können, interpretiert der Depressive als eigene Schwäche.
3. **Negative Zukunftserwartungen** Ein depressiver Mensch kann sich nicht vorstellen, dass seine Depression nur vorübergehend ist, sondern erwartet die ständige Verschlechterung ohne jegliche Hoffnung auf eine positive Veränderung. Er ist felsenfest davon überzeugt, dass seine Schwierigkeiten immer weitergehen, und erwartet Benachteiligungen, Fehlschläge und Frustrationen.

> ! Entwickeln Sie zunehmend ein positives Selbstbild.

Albert Ellis (1913–2007), ein amerikanischer Psychoanalytiker, setzte sich mit diesen irrationalen Überzeugungen auseinander und entwickelte daraus eine neue Therapieform, die sogenannte Rational-Emotive Verhaltenstheorie. Sie zielt darauf ab, Vorstellungen über sich und das eigene Leben zu verändern. Ellis geht davon aus, dass der Mensch eine natürliche Neigung hat, irrational zu denken, sich aufzuregen und von falschen Grundannahmen auszugehen.

Drei falsche Grundannahmen

1. **„Ich muss perfekt sein.“** Viele setzen sich unter einen viel zu hohen Erwartungsdruck, hinter dem sie dann zurückbleiben. Die eigenen Ideale werden durch ein inneres Selbstgespräch immer höher geschraubt: „Ich muss alles erreichen, wozu ich fähig bin. Wenn ich diese Ziele nicht erreiche und meinen eigenen Erwartungen nicht entspreche, dann bin ich ein elender Versager und habe eine Strafe verdient.“
2. **„Die anderen müssen mich zuvorkommend behandeln.“** Hier besteht die unrealistische Forderung, andere müssten unbedingt anständig und respektvoll mit einem umgehen. Wird diese Forderung nicht erfüllt, löst das Ärger und Wut aus und der Übeltäter hat das allerschlimmste Schicksal verdient. Aus dieser Haltung entsteht Verbitterung und Feindseligkeit.
3. **„Mühsal und Schwierigkeiten müssen mir erspart bleiben.“** Viele Menschen glauben, die Umstände dürfen ihnen weder Belastungen bereiten noch sie enttäuschen. Ihre Fähigkeit, Versagungen zu akzeptieren, ist gering, jeder Rückschlag wird zur Katastrophe.

!

Niemand muss perfekt sein und jeder darf Fehler machen.

Diese Grundannahmen stimmen leider mit unserer Wirklichkeit nicht überein, sie bewirken, dass wir uns selbst unnötig stressen. Um sie zu überwinden, müssen wir an uns selbst arbeiten, aber das Ergebnis ist der Mühe wert.

Wie aber können wir unsere Einstellung ändern? Oft haben wir negative Glaubenssätze auf unserem Lebensweg mitbekommen, die uns einschränken, ohne dass wir das merken: „Streng dich an“, „Du darfst keine Fehler machen“, „Sei immer bescheiden – dein Platz ist in der zweiten Reihe“, „Du störst andere, wenn du auf sie zugehst“, „Sei perfekt“, „Beeil dich“, „Es ist nie genug“, „Das schaffst du sowieso nicht.“

Übung: Glaubenssätze ändern
Nehmen Sie ein Blatt Papier und schreiben Sie drei negative Glaubenssätze, die sich auf Ihre eigene Person beziehen, auf die linke Seite. Dann ersetzen Sie die negativen Glaubenssätze jeweils durch drei positive. Folgende Einstellungsänderungen können Sie dabei als Anregung nehmen:

- „Kein Mensch ist fehlerfrei."
- „Wozu es jedem recht machen?"
- „Klar darf ich Hilfe annehmen!"

!
Ersetzen Sie die falschen Glaubenssätze zunehmend durch positive.

Schreiben Sie über Ihre Gefühle

Wenn Sie etwas negativ belastet, schreiben Sie es auf! Der Psychologe James Pennebaker, US-amerikanischer Professor für Psychologie an der University of Texas at Austin, verbrachte sein wissenschaftliches Leben damit, die Auswirkungen einer besonderen Art des Schreibens, des sogenannten expressiven Schreibens, zu untersuchen. Er kam zu dem folgenden Ergebnis:

Wer an drei bis vier aufeinanderfolgenden Tagen für jeweils 20 Minuten über seine Gefühle schreibt – etwa ein besonders positiv oder besonders negativ berührendes Erlebnis –, ist gesünder und muss seltener zum Arzt gehen, er ist weniger depressiv und bekommt bessere Noten in der Schule oder an der Universität.

!
Wer seine Gefühle aufschreibt, ist weniger depressiv.

Im Gehirn wird dabei eine assoziative Verknüpfung zwischen Gedanken und Gefühlen hergestellt. Sie bewirkt, dass wir uns bei wiederholtem Schreiben über unsere Gefühle diese bewusst machen, sie reflektieren und dadurch Kontrolle darüber bekommen.

Seien Sie nützlich

Hilft man jemandem aus freien Stücken und nicht unter innerem Druck oder aus Schuldgefühlen, so ist das die egoistischste Haltung überhaupt, denn sie strahlt unmittelbar auf einen zurück und hilft, sich selbst besser zu fühlen. Wolfgang Schmidbauer,

!

Nützlich sein macht glücklich.

ein deutscher Psychoanalytiker und Sachbuchautor, erwähnte in einem Interview, dass Kinder und Jugendliche es „ertragen müssen, in fast allem nutzlos zu sein“. In Afrika müsse jedes Kind beim Wasserholen und Ziegenhüten mithelfen und bekäme so keine Depression. Bei uns sei die Suizidrate bei Jugendlichen extrem hoch. Einer der Gründe sei das Gefühl, zu nichts nütze zu sein, nichts anpacken zu dürfen, sich nicht beweisen zu können – außer durch Schulnoten. Hier treffen wir wieder auf den Ansatz von Martin Seligman (siehe Seite 42), wonach eine Depression auf einer erlernten Hilflosigkeit beruht.

Es wirkt also ausgesprochen antidepressiv, wenn Sie sich nützlich machen! Nehmen Sie sich dabei zunächst kleinere Aufgaben vor, um erst wieder Ihre Antriebslosigkeit langsam zu überwinden.

Entwickeln Sie Dankbarkeit

Eine tiefe Verbundenheit mit sich selbst, mit anderen, mit der Natur und mit dem Leben ist ein Gegenentwurf zur Depression. Wie kann man besser mit anderen Menschen verbunden sein, als wenn man ihnen dankbar ist? Auch wenn es Ihnen momentan schwerfällt, halten Sie inne und besinnen Sie sich auf das, was Sie schon haben, statt sich immer zu fragen, was noch fehlt. Vielleicht sollten Sie einmal ein Blatt Papier nehmen und alles aufschreiben, wofür Sie dankbar sind. Wenn Sie sich wirklich bemühen, werden Sie aus dem Staunen gar nicht mehr herauskommen.

!

Es gibt viele Gründe, dankbar zu sein.

Ohne andere Menschen könnten Sie nicht in Ihrer Wohnung leben, hätten kein fließendes Wasser, kein Licht, keine Heizung, kein Essen, keine Unterhaltung, Sie hätten Ihre Zahnprobleme oder andere Beschwerden nie in den Griff bekommen, hätten in Ihrem Leben nicht so viel gelernt, könnten nicht einmal lesen und schreiben. Auch Ihre Kleidung wurde von anderen Menschen hergestellt…Wir sollten uns diese kostbaren Dinge auch wirklich bewusst machen, wir sind nicht allein auf der Welt. Vielleicht trägt dieses Gefühl zu einer Versöhnung mit allem Lebendigen bei.

Überraschen Sie sich selbst

Hier kommt eine ganz neue Einstellung: Überraschen Sie sich selbst. Sie müssen nicht immer konsequent und vernünftig sein, denn das würde bedeuten, morgen die Meinung von gestern zu vertreten. Solange niemand dadurch zu Schaden kommt, dürfen Sie ruhig neue Dinge ausprobieren. Es darf Ihnen dabei egal sein, was die anderen denken könnten. Das Althergebrachte hat Sie depressiv gemacht – es wird Zeit, endlich neue Wege zu beschreiten, Dinge zu tun, die Sie sich niemals vorher getraut haben.

!

Überraschungen gestalten das Leben wieder lebendiger.

Strukturieren Sie mit Freude Ihren Tag

Für jemanden mit einer Depression ist es oft unglaublich schwierig, eine geeignete Tagesstruktur aufzustellen. Dennoch ist ein geregelter Tagesablauf das A und O.

!

Auch wenn es schwerfällt: Ein geregelter Tagesablauf ist wichtig.

Bevor Sie mit der Erstellung einer Tagesstruktur beginnen, sollten Sie eine Bestandsaufnahme Ihrer täglichen Aktivitäten machen. Wie sieht ein ganz normaler Tag mit Depressionen und Antriebsmangel für Sie aus? Was sind besondere Lichtblicke, die positiv von der „Norm“ abweichen? Wie sah Ihr Leben vor der Depression aus, welche besonderen Aktivitäten mochten Sie damals? Nun sollten Sie damit beginnen, täglich eine neue positive Aktivität in den Tag einzubauen.

Dabei hilft das Erstellen eines schriftlichen Tagesplanes, in dem auch feste Aufstehzeiten enthalten sind. Versuchen Sie auch, jeden Tag einen Spaziergang an der frischen Luft einzuplanen, selbst wenn es Sie Überwindung kostet. Doch dieser Kampf wird Sie stärken, ist er doch ein Schritt in die richtige Richtung und bringt Erfolgserlebnisse. Eventuell können Sie sich dabei Unterstützung durch eine Freundin oder einen Verhaltenstherapeuten holen. Wichtig sind auch Pausen im Tagsesablauf.

Suchen Sie sich Ihren Lieblingssport

!

Regelmäßiger Sport ist eine wichtige Säule der Depressionstherapie.

Bei Depressionen, Angst- und Panikstörungen sowie schizophrenen Störungen kann Sport den Gesundheitszustand erheblich verbessern. „Studien zeigen, dass regelmäßiger, maßvoller Ausdauersport, z. B. Lauftraining, bei leichten bis mittelschweren Depressionen positive Wirkungen zeigen kann, die mit denen von Medikamenten vergleichbar sind", sagt Dr. Horst Haltenhof von der Abteilung Sozialpsychiatrie und Psychotherapie der Medizinischen Hochschule Hannover. Auch der Übergang zu schwereren Störungen könne so verhindert werden. Sport lenkt von negativen Empfindungen und Wahrnehmungen ab, baut Ärger und Aggressionen ab und zeigt den Patienten, dass sie Situationen meistern können – auch solche, die bisher mit Angst verbunden waren.

Bereits im vorangegangenen Kapitel habe ich Sie ermuntert, sich wieder zu bewegen. Nun können Sie dies noch ausbauen, um noch aktiver gegen die Depression anzugehen. Am besten hilft dabei Ihr Lieblingssport. Jeder Mensch hat irgendwann einmal eine Vorliebe für eine bestimmte Sportart entwickelt. Er hat es nur später wieder vergessen.

!

Wichtig ist eine Sportart, die einem Spaß macht.

Bei meinen Patienten bin ich immer wieder überrascht, welche Sportart sie entdecken, nachdem das erste Tief der Depression überwunden ist, und wie gut diese ihre Persönlichkeit ergänzt.

Da gibt es die stocksteife Lehrerin, die wie ein General auftritt, aber errötet, wenn der Direktor im Klassenzimmer erscheint. Sie erzählt mir von ihrer Liebe zum Bauchtanz. Oder die aggressionsgehemmte Hausfrau mit Eheproblemen und drei kleinen Kindern, die plötzlich Landesmeisterin im Kampfsport wird und daraus ein ganz neues Selbstbewusstsein schöpft. Die Karrierefrau und Managerin, die sich sehnlichst einen Partner wünscht und einen Salsa-Tanzkurs beginnt, oder der Bankangestellte, der sich nach der Arbeit beim Tischtennis abreagiert. Die Sportart muss zur Persönlichkeit passen, sonst hält man nicht lange durch.

Es gibt Hunderte verschiedene Sportarten, wenn man anfängt, sich Gedanken zu machen. Falls es Ihnen aber noch zu schwer fällt, möchte ich Ihnen hier zwei kleine Anregungen geben.

Zumba – die Trendsportart aus Südamerika

Das Work-out besteht aus einer Kombination von Aerobic und Tanzelementen aus den Latino-Tänzen Samba, Salsa, Merengue und Cha-Cha-Cha. In erster Linie geht es darum, Spaß zu haben. Vorkenntnisse werden nicht benötigt und so können Einsteiger ganz einfach mitmachen und die Schritte ganz schnell beim Tanzen erlernen. Langsame und schnelle Rhythmen werden kombiniert, sodass selbst ein längeres Work-out kein Problem ist und auch Anfänger nicht überfordert. Gleichzeitig purzeln die Pfunde. Auf YouTube können Sie sich über diesen Sport informieren.

!

Zumba vereint Fitness, Gesundheit und Sport mit einer gehörigen Portion Lebensfreude.

Intervalltraining

Falls Ihnen Zumba noch zu schwer fällt, können Sie mit einem Intervalltraining im Freien beginnen. Zum Aufwärmen geht man zehn Minuten, dann joggt man zwei Minuten, danach geht man langsam fünf Minuten, dann joggt man wieder zwei Minuten und geht erneut fünf Minuten. Dieses Schema wiederholt man insgesamt vier bis fünf Mal.

Gut zu wissen

Spezielle Risiken für Depressive gibt es beim Sport nicht. Allerdings ist es sinnvoll, zuvor seine individuellen Belastungsgrenzen ermitteln zu lassen. Auch sollte die Sportart nicht übermäßig wettkampforientiert sein. Die Einnahme von Medikamenten stellt in der Regel keinen Hinderungsgrund für moderates Ausdauertraining dar. Im Einzelfall kann es höchstens sein, dass Psychopharmaka Schnelligkeit und Koordinationsvermögen beeinflussen.

Noch ein Hinweis: Sollte sich nicht gleich eine Begeisterung für den Sport einstellen, so müssen Sie nicht verzweifeln. Vielmehr dürfen Sie davon ausgehen, dass Sie sich vielleicht nach dem Sport schon ein kleines bisschen besser fühlen und sich dies von Mal zu Mal steigert.

Kultivieren Sie positive Erinnerungen

!

Positives Erinnern kann man trainieren.

„Die Erinnerung ist das einzige Paradies, aus dem wir nicht vertrieben werden können", stellte der deutsche Schriftsteller Jean Paul (1763–1825) fest. Gerade jemandem, der an einer Depression leidet, fällt es nicht nur schwer, positive Momente wahrzunehmen, sondern auch, sich an positive Erlebnisse zu erinnern. Umso wichtiger ist es, wieder derartige Fähigkeiten zu trainieren.

Übung: Schöne Momente aktivieren

Nehmen Sie sich Zeit, um in Ihrer Erinnerung drei Erlebnisse auszuwählen, bei denen Sie besonders fröhlich waren, sei es in Schule und Ausbildung, mit Freunden und Familie, im Urlaub oder bei der Ausübung Ihrer Hobbys und Interessen.

Versuchen Sie, sich das Erlebnis möglichst mit allen Sinnen auszumalen. Was war der schönste Moment? Was haben Sie dabei gedacht? Was haben Sie getan? Was haben Sie empfunden? Warum war es der schönste Moment für Sie?

Je lebendiger Sie sich dieses Erlebnis vor Augen führen, umso eher werden Sie sich ein positives Lebensgefühl zurückerobern können. Gleichzeitig tun Sie etwas für Ihre geistige Fitness.

Lernen Sie ein Entspannungsverfahren

Es gibt diverse bewährte Methoden, die entspannen helfen. Außer autogenem Training und Progressiver Muskelentspannung kommen z. B. auch Tai-Chi, Qigong, Meditation oder Yoga infrage.

Autogenes Training

Mithilfe des autogenen Trainings ist man in der Lage, bei regelmäßiger Anwendung sein eigenes Unbewusstes zu programmieren. Entsprechend kann man es von ungewünschten Denkprozessen weg und hin zu konstruktiven Gedankenabläufen führen.

Zunächst ist es eine Entspannungsmethode, die schrittweise aufeinander aufbaut und zum Stressabbau dienen kann. Der Begründer, Professor Johannes Heinrich Schultz (1884–1970), ein deutscher Psychiater und Psychotherapeut, hat sie aus der Hypnose entwickelt, mit der er ursprünglich Patienten mit psychosomatischen Erkrankungen, Angstzuständen und Depressionen behandelte. Später kam er auf den Gedanken, dass seine Patienten schrittweise selbst lernen könnten, sich in einen tiefen Trancezustand zu versetzen und sich selbst zu beeinflussen. Seine Erfahrungen sind in über 400 wissenschaftlichen Arbeiten dokumentiert.

Nachfolgend möchte ich Ihnen eine kurze Einführung in diese Methode geben, damit Sie sie ausprobieren können. Zu einer weiteren Vertiefung empfehle ich Ihnen entsprechende Bücher oder einen Kurs, etwa an einer Volkshochschule.

Zunächst erlernt man die Grundübungen, bei denen ein Zustand der Ruhe, Schwere und Wärme hergestellt wird. Es gibt sechs Übungen der Grundstufe: die Schwereübung, die Wärmeübung, die Herz-(Puls-)Übung, die Atemübung, die Bauchübung (auch Sonnengeflechtübung genannt) und die Stirnkühle-Übung.

!

Autogenes Training hilft, das Unbewusste umzuprogrammieren.

!

Die positive Wirksamkeit bei Depressionen ist belegt.

!

Das autogene Training eignet sich sehr gut zur Stärkung des eigenen Selbstbewusstseins und gibt den Anstoß zur Verbesserung von innen heraus.

Übung: Einführung in das autogene Training

Einstieg

Legen Sie sich hin oder wählen Sie eine entspannte Sitzhaltung und schließen Sie die Augen. Sagen Sie sich innerlich immer wieder gleichförmig und monoton „Ich bin ganz ruhig". Mit der Ruhe beginnt bereits die Entspannung.

Konzentrieren Sie sich nun innerlich auf Ihren Körper. Wie fühlt sich das rechte Bein an und wie das linke? Welches Bein ist schwerer als das andere? Lassen Sie dann beide Beine schwerer werden, bis sie schwer sind wie Blei. Nun machen Sie das Gleiche mit den Armen. Beide Arme fühlen sich unterschiedlich an. Welcher Arm ist schwerer? Lassen Sie beide Arme zunehmend schwer werden.

Übung: Verkürzte Form des autogenes Trainings zum Kennenlernen

Konzentrieren Sie sich innerlich auf die folgenden Sätze:

- Beide Arme sind ganz schwer wie Blei.
- Beide Beine sind ganz schwer wie Blei.
- Der ganze Körper ist schwer.
- Beide Arme sind schwer und warm.
- Beide Beine sind schwer und warm.
- Ich fühle innerlich eine angenehme Wärme, die sich vom Bauchraum ausbreitet.
- Mit jedem Ausatmen vertieft sich dieser Zustand.

Gibt es irgendwo einen inneren Punkt der Geborgenheit in Ihrem Körper? Versuchen Sie in Kontakt mit ihm zu treten. Wenn Sie ihn gefunden haben, fällt es Ihnen zukünftig leichter, ihn auch in Stresssituationen aufzusuchen. Atmen Sie tief in ihn hinein und lassen Sie ihn wachsen. Gleichzeitig prüfen Sie, ob es im Körper Verspannungen gibt, und versuchen Sie, diese ganz bewusst zu lösen. Danach führen Sie mit dem Vorsatz „Ich nehme mich wieder zurück" die dreistufige Rücknahme durch:

- Arme fest (Fäuste ballen, Arme anspannen)
- Atmung tief (einmal tief ein- und ausatmen)
- Augen auf (Augen aufschlagen, einen Punkt fixieren)

Für das Erlernen des autogenen Trainings sollte man sich Zeit nehmen und nicht zu schnell zu viel von sich verlangen. Während man pro Tag nur wenige Minuten braucht, um die Übung durchzuführen, bringt erst die regelmäßige Anwendung den Erfolg. Übt man dreimal am Tag, stellen sich Erfolgserlebnisse rascher ein. Beim Üben sollte man sich immer darauf konzentrieren, was man bereits kann, und nicht darauf, was noch nicht klappt.

> !
>
> Die regelmäßige Anwendung bringt den Erfolg, der bereits nach drei Wochen mit kleinen Veränderungen beginnt.

Nach dem Erlernen der Grundstufe kann man während der Oberstufe auch ganz gezielt bildliche Vorstellungen einbauen. Im Zustand einer Depression sollte man weiterführende Übungen jedoch nur unter der Anleitung eines Therapeuten durchführen.

Progressive Muskelrelaxation nach Jacobson

Die Progressive Muskelrelaxation nach Jacobson wird auch Tiefenmuskelentspannung genannt. Man legt sich bei dieser Technik hin und konzentriert sich immer auf eine bestimmte Muskelpartie. Zunächst entspannt man sie ganz bewusst, dann spannt man sie für eine Weile an und anschließend entspannt man sie wieder vollständig. Man spürt den Unterschied zwischen der vorigen Anspannung und der folgenden Entspannung. Diese Übung führt man nacheinander mit den verschiedenen Muskelpartien durch, bis sich der ganze Körper gelockert anfühlt. Auch hier empfiehlt es sich, auf weiterführende Literatur zurückzugreifen oder die Technik in einem Volkshochschulkurs zu erlernen.

> !
>
> Durch die vorherige Anspannung fällt die folgende Entspannung leichter.

Öffnen Sie sich für Kunst

Im Normalfall sind unsere Beziehungen zur Außenwelt auch emotionaler Natur, selbst wenn wir das nicht immer bemerken. Erfüllt uns diese Gefühlsebene nicht mehr, so leidet darunter nicht nur unser Verhältnis zur Umwelt, sondern auch unser Gefühlsleben insgesamt. Wir können dann zwar Situationen benennen, wie einen Sonnenaufgang, aber er wirkt seltsam leblos.

!

Kunst bringt uns wieder mit unseren unterschiedlichen Gefühlen in Kontakt, auch mit den positiven.

Auch Beziehungen verlieren ohne emotionalen Bezug ihre Basis und werden funktional, sind damit nicht mehr erfüllend. Patienten klagen häufig: „Ich funktioniere nur noch", aber sie wissen nicht mehr, wozu das gut sein soll. Jemand, der nichts mehr fühlen kann, fühlt sich vom Leben abgeschnitten und dem Tod näher. Während einer Depression nähert man sich immer mehr diesem Zustand an.

Deshalb ist es so wichtig, die Sinne wieder zu aktivieren, auch wenn nicht auf Anhieb das gewünschte Ergebnis eintritt. So hat Musik beispielsweise die Gabe, Gefühle zu stimulieren, und wirkt deshalb positiv bei einer Depression.

Falls Sie eine erste positive Anregung brauchen, schlage ich die folgenden Musikbeispiele vor:

- Johann Pachelbel: Kanon und Gigue in D-Dur
- Antonio Vivaldi: Vier Jahreszeiten (Frühling)
- Miles Davis: Flamenco Sketches

Eine norwegische Studie an fast 5000 Personen belegt, dass auch Menschen aus sonst sehr verschiedenen sozialen und ökonomischen Lebensumständen sich insgesamt gesünder und weniger depressiv fühlen, wenn sie malen, tanzen, ein Musikinstrument spielen oder gern ins Theater oder Konzert gehen.

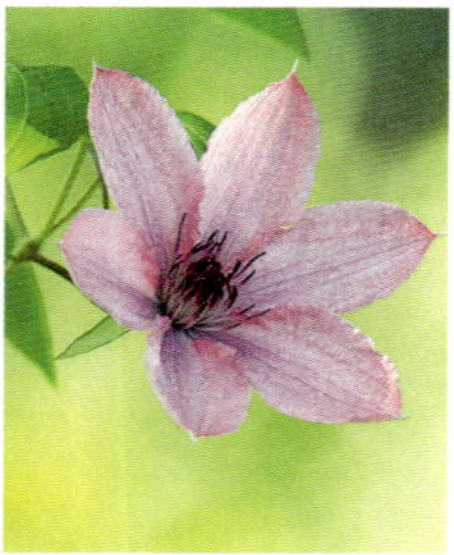

Schlüsselfragen am Ende des Kapitels

- Wofür könnten Sie in Ihrem Leben dankbar sein, wenn Sie sich darum bemühen würden?
- Wer ist der wichtigste Mensch in Ihrem Leben und wie können Sie die Beziehung zu ihm verbessern?
- Was möchten Sie zum Leben anderer Menschen beitragen?
- Nennen Sie drei besondere Fähigkeiten, Talente oder charakterliche Qualitäten, die Sie besitzen.

Langfristig wieder mehr Energie, Lebensfreude und Tatendrang

Als Kinder träumen wir oft davon, irgendwann groß zu sein, später davon, unseren Berufsabschluss zu machen, zu heiraten, eine große Weltreise zu machen ... Irgendwann ist es dann so weit, wir sind erwachsen und fragen uns, was aus unseren Träumen geworden ist. Haben wir uns wirklich auf dieses Leben so sehr gefreut? Oder hatten wir eigentlich ganz andere Wünsche? Was bleibt? Sollen wir uns auf den Ruhestand freuen oder ist sowieso schon alles zu spät? Man blickt zurück und scheint das Wesentliche versäumt zu haben. Was aber ist wirklich wichtig für das eigene Leben? Was haben wir uns so sehr in unserer Kindheit gewünscht? Haben wir es erreicht oder sind wir in die falsche Richtung gegangen und haben uns verirrt? Wie ist der Kompass unserer Seele eingestellt? Zeigt er nach Norden, von wo aus ein kalter Wind weht? Jetzt sollten wir damit beginnen, uns wieder richtig auszurichten.

!

Jetzt sollten wir beginnen, uns wieder richtig auszurichten.

Stellen Sie den Lebenskompass wieder neu ein

Wo sehen Sie sich in fünf Jahren? Diese Frage stellte ich einer Patientin, die daraufhin sehr heftig zu weinen begann. Sie erklärte mir, dass sie in einer Computerfirma arbeite, dort eine Abteilung leite, was ihr auch sehr gut gelänge, sodass man eine Karriere für sie vorgesehen habe. Insgesamt sei sie sehr erfolgreich. Aber die Vorstellung, in fünf Jahren genau an diesem Platz zu sein, hätte für sie etwas Erschreckendes und Sinnloses. Früher habe sie immer davon geträumt, eine Familie zu gründen und mit Tieren zu arbeiten. Deshalb habe sie nach einem Unfall auch ehrenamtlich in einem Tierheim in Spanien gearbeitet. Dort habe sie ihren Freund kennengelernt. Er könne sich nicht entschließen, nach Deutschland zu kommen, sie sich nicht, nach Spanien zu ziehen, weil sie dort keine Arbeit fände. Sie sei in einer Sackgasse gelandet.

Viele Menschen fühlen sich heute von ihrer Arbeit fremdbestimmt. Sie funktionieren hervorragend und verwenden einen großen Teil ihrer Energie darauf, dass die anderen nicht bemerken, wie schlecht es ihnen geht. Dabei sitzen sie einfach im falschen Film. Es lohnt sich, genauer darüber nachzudenken, wohin der eigene Kompass eigentlich zeigt.

Wo geht Ihnen das Herz auf und lacht? Wofür haben Sie sich früher begeistert? Gab es ein Hobby, über das Sie sich besonders gefreut haben? Manche führen gern einen Hund spazieren, andere zeichnen oder spielen Theater – auf diese Weise kann es gelingen, sich wieder mit den eigenen Ressourcen zu verbinden, denn sie geben die nötige Kraft und Sicherheit, auf die man zurückgreifen kann, um nicht depressiv zu werden. Deshalb sollten Sie sich Zeit nehmen und Ihre Lebensziele genau überdenken.

!

Zwei Dinge machen unser Leben wirklich lebenswert: die Liebe und die Verwirklichung von Träumen.

Zwei Dinge machen unser Leben wirklich lebenswert: die Liebe und die Verwirklichung von Träumen. Im Jahr 2005 hielt Steve Jobs, der Gründer der Firma Apple, in diesem Zusammenhang seine bewegendste Rede an der Stanford University:

!

Haben Sie den Mut, Ihrer Intuition zu folgen.

„Mich zu erinnern, dass ich bald tot sein werde, war für mich das wichtigste Werkzeug, das mir geholfen hat, all diese großen Entscheidungen im Leben zu treffen. Denn fast alles – alle äußeren Erwartungen, der ganze Stolz, die ganze Angst vor dem Versagen und der Scham – diese Dinge fallen einfach weg angesichts des Todes und lassen nur übrig, was wirklich wichtig ist ... Deine Zeit ist begrenzt, also vergeude sie nicht, um das Leben anderer zu leben. Sei nicht gefangen von dem Dogma, welches sagt, dass du mit den Resultaten der Gedanken anderer Leute leben musst. Lass nicht den Krach anderer Meinungen die eigene innere Stimme zum Verstummen bringen. Und das Allerwichtigste, habe den Mut, deinem eigenen Herzen und der Intuition zu folgen. Die wissen irgendwie schon genau, was du wirklich sein willst. Alles andere ist zweitrangig."

Entwickeln Sie die Fähigkeit zur gesunden Abgrenzung

Natürlich begegnen wir in unserem Leben auch Menschen, die sich dreist, neurotisch, übergriffig, manipulierend und überfordernd verhalten. Sie können sich aber durch die Entwicklung einer gesunden Abgrenzung davor wappnen. Grenzverletzungen gelingen nur bei Menschen, die tief innen glauben, dass sie keine bessere Behandlung verdient haben oder von jemand existenziell abhängig sind. Das ist ein Trugschluss. Was Sie also brauchen, um sich gut abgrenzen zu können, ist zunächst einmal Selbstrespekt.

!

Durch eine gesunde Abgrenzung stärken Sie den Respekt vor sich selbst.

Es hilft auch, die eigene Selbstwahrnehmung zu stärken. Depressive tun sich mit der Selbstwahrnehmung schwer, weil sie Ihrem Gefühl, das Nein sagt, nicht trauen. Weil das nötige Selbstbewusstsein fehlt, sind sie unsicher und vertrauen nicht auf ihre innere Stimme. Doch ohne dieses Vertrauen lernen wir nicht, auf unsere Bedürfnisse, Gefühle und Grenzen zu achten.

Vielleicht hilft die Überlegung, dass man mit einem freundlich vorgebrachten Nein, vielleicht in Verbindung mit einem Gegenvorschlag, eher Freunde gewinnt als mit einem unehrlichen, gezwungenen Ja, das beim Gegenüber Schuldgefühle weckt.

Es ist hilfreich, erst einmal so häufig wie möglich Nein zu sagen, um diese Fähigkeit zu trainieren. Das Nein später zu einem Ja zu machen, ist einfacher als umgekehrt, und im Lauf der Zeit lernt man schneller, wo die eigenen Grenzen liegen und sagt nicht mehr so voreilig Ja. Langfristig gewinnt man so an innerer Stabilität und die wirkt sich positiv auf die Beziehung zu anderen aus.

!

Depressive haben ein erhöhtes Einfühlungsvermögen und müssen sich schützen.

Solange man niemandem ernsthaft schadet, hat jeder das Recht, persönliche Grenzen zu ziehen. Die Bedürfnisse und Forderungen der anderen sollte man nicht über die eigenen stellen. So schützt man sich davor, dass man aufgrund des erhöhten Einfühlungsvermögens, das Depressive im Allgemeinen haben, überrannt oder verletzt wird.

Finden Sie die richtige Balance zwischen Arbeit und Erholung

!

Planen Sie Pausen und Freizeitaktivitäten ganz bewusst.

Heutzutage geht die scharfe Trennung zwischen dem Arbeitsbereich und der Freizeit oft verloren. Immer mehr Menschen gehen später nach Hause, machen Überstunden, arbeiten am Wochenende, nehmen ihr Handy mit in den Urlaub und rufen in ihrer freien Zeit E-Mails ab. Inzwischen haben manche Firmen bereits erkannt, dass dadurch die Mitarbeiter zunehmend erschöpft und depressiv werden, auch wenn sie es im ersten Moment gar nicht bemerken, sondern erst, wenn es zu spät ist. Auch die Probleme lassen sich oft nicht mehr abschalten, stören den gesunden Schlaf und psychosomatische Beschwerden treten auf.

Deshalb ist es so wichtig, genügend Pausen und Ausgleichsaktivitäten zu planen und dann auch durchzuführen. Schreiben Sie eine Liste mit angenehmen Freizeitaktivitäten. Sicher fallen Ihnen dabei auch einige Tätigkeiten ein, die Sie früher gern gemacht haben oder die Sie schon immer gern einmal ausprobieren wollten.

Versöhnen Sie sich mit der Vergangenheit

Die Zukunft ist die Vergangenheit, die durch die Hintertür wieder hereinkommt, sagt eine alte Lebensweisheit. Deshalb ist es so wichtig, mit der Vergangenheit Frieden zu schließen.

!

Die Vergangenheit können Sie nicht ändern – aber daraus lernen.

Ein erwachsener Mensch gewinnt die Fähigkeit, Vorgänge aus der Vergangenheit neu zu bewerten und die Beziehung zu anderen, die ihm früher etwas angetan haben, trotz der vorhandenen Traumata und Vernachlässigungen auf eine reifere Basis zu stellen. An der Vergangenheit kann man nichts ändern, aber man kann zusätzlich etwas lernen. Das äußert sich dann z. B. darin, dass man im Gespräch mit seinen Eltern bestimmte Themen ausklammert und vielleicht nur drei, vier Dinge gemeinsam tun kann.

Zu derartigen Gedanken ist ein Kind erst ab dem 13. Lebensjahr fähig. Voraussetzung dafür ist eine gewisse Trauerarbeit, die ihre Zeit braucht und in der die Erkenntnis heranreift, dass man die idealen Eltern nun einmal nicht hat. Gleichzeitig beinhaltet diese Sicht aber auch die Erlaubnis, sich nicht weiter lieblos behandeln zu lassen und sich schuldfrei mit dem gebührenden eigenen Respekt abgrenzen zu dürfen.

Bei Gewalterfahrungen oder sexueller Nötigung ist es aber auch möglich, um der eigenen Würde willen diese Tat nicht zu vergeben und den Kontakt unter Umständen abzubrechen, um sich nicht weiter traumatisieren zu lassen. Aber in den übrigen Fällen sollte man sich auf diejenigen Dinge konzentrieren, die einem aus der Vergangenheit positiv widerfahren sind.

!

Konzentrieren Sie sich auf das Positive in Ihrer Vergangenheit.

Verzeihen Sie sich und anderen

Der strengste Richter ist unser eigenes Unbewusstes. Es kann uns dazu bringen, dass wir uns für unsere Schuld selbst bestrafen, indem wir z. B. krank werden oder unser Glück und unseren Erfolg selbst sabotieren. Sobald wir jedoch den Fehler wiedergutmachen, beruhigt es sich. Deshalb macht es Sinn, denjenigen um Verzeihung zu bitten, dem Sie etwas angetan haben. Fragen Sie ihn vorher, was Sie tun müssen, damit er Ihre Entschuldigung annimmt. Verweigert er die Wiedergutmachung oder ist er nicht mehr erreichbar, dann suchen Sie stellvertretend einen anderen Adressaten – Sie können ihm Zeit und Unterstützung schenken, eine soziale Aufgabe übernehmen, Geld spenden. Tun Sie es in dem Bewusstsein, dass es Ihre persönliche Wiedergutmachung ist. Und dann lassen Sie los.

Lassen Sie sich nicht dauerhaft zum Sündenbock machen. Dass Betroffene eine Zeitlang wütend oder voller Rachegedanken sind, ist verständlich. Falls Sie aber jemand wegen eines Fehlers bis ans Ende Ihrer Tage büßen lassen möchte, will er Macht über Sie ausüben. In diesem Fall dürfen Sie das Spiel verweigern.

!

Lassen Sie sich nicht dauerhaft zum Sündenbock machen.

!

Sich selbst verzeihen hat eine starke, heilende Kraft.

Sie dürfen sich auch selbst Ihre Fehler verzeihen, indem Sie sich eingestehen, dass Sie daraus gelernt haben und es in Zukunft besser machen werden. Verzeihen heißt zu akzeptieren, dass man als Mensch Fehler macht. Dazu muss ich zuerst erst einmal anerkennen, dass etwas passiert ist, das nicht in Ordnung war, und meine Motive dazu untersuchen. Als nächsten Schritt muss ich eingestehen, dass es traurig ist, dass ich nicht fähig war, mich anders zu verhalten. Nur wenn ich mir meine Schwäche eingestehe, kann ich mir selbst verzeihen. Ich darf auch nicht vergessen, mich als Ganzes zu betrachten: Ich bin mehr als derjenige, der einen Fehler gemacht hat. Und ich nehme mir vor, mich zu ändern.

Aus der Hirnforschung wissen wir, dass jemand, der sich jeden Tag Selbstvorwürfe macht, Schwierigkeiten bekommt, sich das wieder abzugewöhnen, denn es brennt sich regelrecht im Gehirn ein. Falls Sie es nicht schaffen, sich allein mit Ihren Schuldgefühlen auseinanderzusetzen, sollten Sie sich professionelle Hilfe holen.

Streben Sie nach Selbstbestimmung

In dem Wort „Selbstbestimmung" ist das Substantiv „Stimmung" enthalten. Je selbstbestimmter wir leben, desto besser ist unsere Gemütsstimmung, desto freier fühlen wir uns. Dazu gehört der Mut, manchmal Nein zu denen zu sagen, die es „gut mit uns meinen" oder die selbstsüchtig über unser Leben bestimmen.

!

Ich entscheide frei und gehe meinen eigenen Weg.

Hören Sie sich die Ratschläge der anderen an, aber entscheiden Sie dann frei, ob Sie sie befolgen oder besser nicht. Sie sind unverwechselbar und deshalb gehen Sie Ihren eigenen Weg.

Indem Sie über Ihr Leben bestimmen, entwickeln Sie auch mehr Respekt vor sich selbst. Sie hören auf, sich länger als ein Opfer fremdbestimmter Lebensumstände zu fühlen, sondern sind einverstanden mit sich selbst, haben inneren Frieden gefunden.

Aktivieren Sie Ihre Ressourcen – „Werde der Beste, der du sein kannst"

Instinktiv wünschen sich die meisten Menschen Tätigkeiten, die ihren innersten Talenten und Fähigkeiten entsprechen. Versucht jemand, seinen Interessen konsequent zu folgen, kann er auf diesen Gebieten auch die besten Leistungen erbringen. Werden innere Ressourcen jedoch über längere Zeit nicht erkannt, können sie sich in Symptome verwandeln. Das heißt, dass die während der Depression verschütteten Kraftquellen wieder freigesetzt werden müssen. Insofern ist die Depression ein Ansporn, neue Wege zu beschreiten und auch den Weg nach innen zu gehen.

!

Setzen Sie Ihre verschütteten Kraftquellen wieder frei.

Die folgenden Fragen unterstützen Sie dabei:

- Was bedeutet diese Depression jetzt gerade für mich und welche Botschaft könnte sie mir bringen?
- Wie kann ich mich während meiner Depression möglichst wohlfühlen?
- Wozu brauche ich die Ruhepause während meiner Depression?

Während der Depression hat man oft eine Ruhepause, die man dazu nutzen kann, sich wieder über die eigenen Ressourcen und Talente Gedanken zu machen. Wenn man seinen ureigensten Interessen folgen kann, werden die Symptome überflüssig .

Lernen Sie Konfliktbewältigung

Ein depressiver Mensch hat oft nicht gelernt, seinem Ärger, seiner Aggression und seiner Wut angemessen Ausdruck zu verleihen, stattdessen verdrängt er diese Gefühle. Er vermeidet eine Reaktion und wird somit depressiv, statt sich der aktiven Bewältigung von Ärger und Wut zu stellen.

Vermutlich haben auch Sie im Verlauf Ihrer Erziehung gelernt, immer lieb und brav zu sein und möglichst wenig negative Gefühle zu zeigen, um sich Liebe und Wertschätzung zu bewah-

!

Depressive müssen lernen, auch ihren negativen Gefühlen angemessen Ausdruck zu verleihen.

ren. Falls Sie es doch taten, so mussten Sie mit schweren Nachteilen rechnen und die „Harmonie“ war augenblicklich zerstört. Es ist daher sinnvoll, sich nun mit diesen Gefühlen auseinanderzusetzen.

Was macht Sie in Ihrem Leben momentan wirklich ärgerlich und wütend? Schreiben Sie alle Situationen auf ein Blatt Papier. Wie sind Sie bisher damit umgegangen, wenn diese Gefühle auftauchten? Was würden Sie am liebsten tun, wenn sie auftauchen? Sie dürfen es sich gestatten, einmal die ganze Szenerie in Ihrer Fantasie ablaufen zu lassen. Wenn Sie diesen Gefühlen einmal richtig freien Lauf gelassen haben, sind Sie bereits ein kleines Stück weiter und können Ihre Konfliktbewältigung direkt planen.

Was wünschen Sie sich als sinnvolles Ergebnis eines aktuellen Konflikts? Wer könnte Sie dabei beraten? Ein Therapeut, ein Anwalt, ein Coach, ein Gewerkschafter, ein guter Freund, ein Lehrer, ein Familienmitglied? Wer hat sich in der Vergangenheit als konstruktiver Berater herausgestellt?

Welche eigenen Stärken können Sie in die momentane Konfliktbewältigung einbringen? Malen Sie sich das Ergebnis so anschaulich wie möglich vor Ihren inneren Augen aus. Und dann stellen Sie sich dem ersten Schritt.

Entwickeln Sie mit autogenem Training neue Lebensvisionen

Vielleicht haben Sie ja bereits geübt, sich mit einer Tiefenentspannung wie dem autogenen Training (siehe Seite 89) in einen erholsamen Versenkungszustand zu versetzen. Dann werden Ihnen die folgenden Übungen leichter fallen, denn es handelt sich um Visualisierungen, bildhafte Vorstellungen. Sie können sie aber auch ausprobieren, ohne autogenes Training erlernt zu haben.

Visualisierungsübung 1: Ihr Lieblingsort

Nehmen Sie eine lockere Sitz- oder Liegeposition ein und schließen Sie die Augen. Versetzen Sie sich, mit oder ohne Grundübung des autogenen Trainings, in einen entspannten Zustand. Atmen Sie dreimal tief ein und aus.

Erinnern Sie sich nun an einen Ort, den Sie sehr gern mögen. Wichtig ist, dass Sie damit positive Erinnerungen und Gefühle verbinden. Sehen Sie sich selbst als Teil dieser Szene. Welche Farben und Formen tauchen auf? Welche Gerüche nehmen Sie wahr? Welche Geräusche hören Sie? Es ist Ihr ganz persönlicher Lieblingsort. Niemand kann Sie dort stören, es ist ein Ort, an dem Sie Ruhe und Kraft tanken können. Sie müssen weder funktionieren noch agieren.

Allein dadurch, dass Sie sich dort aufhalten, setzen Sie einen Gegenpol zu Ihren negativen Gedanken.

Versetzen Sie sich in Gedanken an einen Ort, mit dem Sie positive Erinnerungen und Gefühle verbinden.

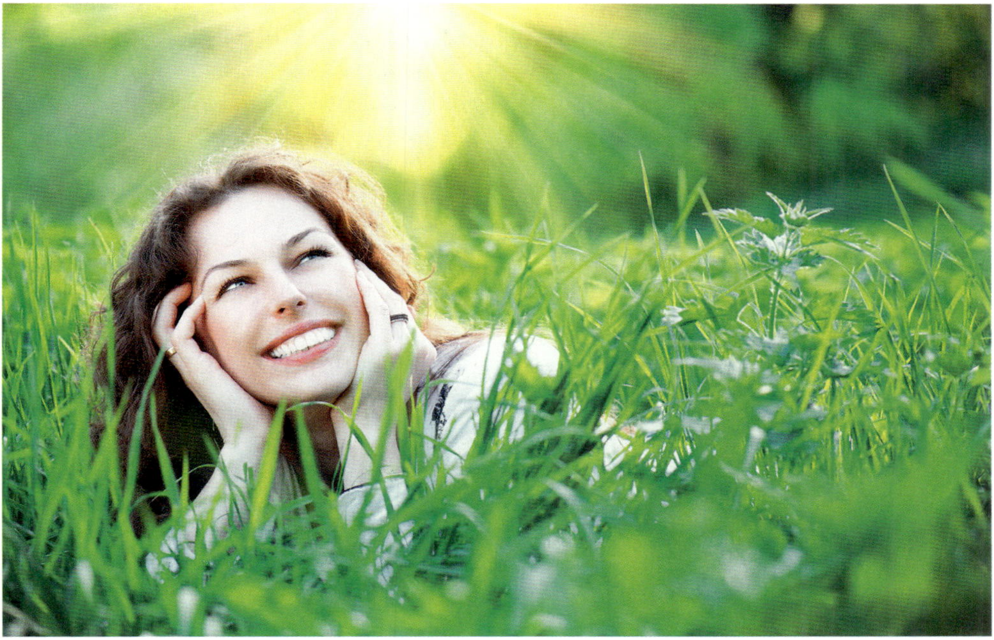

Falls Sie sich bereits erfolgreich mit den ersten Schritten aus Ihrer Depression befreit haben – aber nur in diesem Fall – können Sie noch die folgende Übung anschließen.

!

Führen Sie Übung 2 nur durch, wenn Sie schon die ersten Schritte aus der Depression getan haben.

Visualisierungsübung 2: Ihr Sehnsuchtsbild
Stellen Sie sich vor, an Ihrem Lieblingsort befindet sich ein Tor. Sie sind neugierig, was sich dahinter befindet. Ich sage es Ihnen: Es ist der Ort Ihrer Sehnsucht. Falls Sie sich genügend ausgeruht und gestärkt fühlen, dürfen Sie dieses Tor langsam öffnen, um in ein neues Bild einzutauchen. Sie sehen sich in dieser Szenerie, wie Sie gerade Ihrer Lieblingsbeschäftigung nachgehen. Die Umgebung passt dazu. Falls Sie sich wohlfühlen, so lassen Sie immer mehr Einzelheiten auftauchen, die zu Ihrem Sehnsuchtsbild passen. Vielleicht können Sie ja gedanklich eine Kleinigkeit aus diesem Bild auswählen und bereits zu Ihrem Lieblingsort mitnehmen. Er wird Sie daran erinnern, wofür es sich lohnt, zu leben.
Zum Abschluss spannen Sie Ihre Armmuskeln fest an, atmen ein paarmal tief ein und aus und öffnen die Augen – mit dem Wissen, dass Sie sich nun wieder in der Realität befinden, aber jederzeit zu diesem Ort zurückkehren können.

Verfolgen Sie beharrlich Ihren Traum

Dass sich Beharrlichkeit auszahlt, zeigt das Beispiel eines älteren Herrn, den ich kürzlich kennenlernte. Machen Sie es wie er!

Er erzählte mir, er arbeite beim Fernsehen in Hawaii und sei zuvor in Rom beim TV gewesen. Ursprünglich hatte er in London BWL studiert, sich aber viel mehr für das Entwerfen von Mode interessiert. Nach seiner Rückkehr nach Deutschland hatte er sich daher bei einer großen Modefirma beworben.

Der Direktor schickte ihn wieder weg, doch er tauchte immer wieder auf und schließlich fragte ihn der Direktor, ob er ihn denn gar nicht mehr loswerde. Das bestätigte er. Daraufhin bot man ihm eine Stelle im kaufmännischen Bereich an. Nach einer Weile fiel ein Filialleiter aus und man bot ihm diese Arbeit an. Er sagte Ja und konnte sich so öfter mit der Juniorpartnerin über Entwürfe austauschen. Diese war zunehmend von seinen Vorschlägen begeistert und bot ihm einen Vertrag an, in dem er sich verpflichtete, dreimal im Jahr eine Mappe mit eigenen Entwürfen zu präsentieren. Das gab ihm die Möglichkeit, nach Italien zu ziehen. Mit dieser Referenz bewarb er sich beim Italienischen Fernsehen und war dann dort für die Ausstattung zuständig.

!

Träume lassen sich auch auf Umwegen erreichen.

Der ältere Herr, den ich auf 60 geschätzt hatte, war 82 Jahre alt. Aber er wirkte wesentlich jünger und dynamischer. Er hatte seinen Traum Wirklichkeit werden lassen.

Schlüsselfragen am Ende des Kapitels

- Wie würden Sie gern in fünf Jahren leben?
- Falls Sie jetzt sterben müssten, was würden Sie bedauern, versäumt zu haben?
- Wenn Ihr bester Freund, der Sie wirklich liebt und schätzt, eine Geburtstagsrede für Sie halten würde, was wüsste er zu berichten?

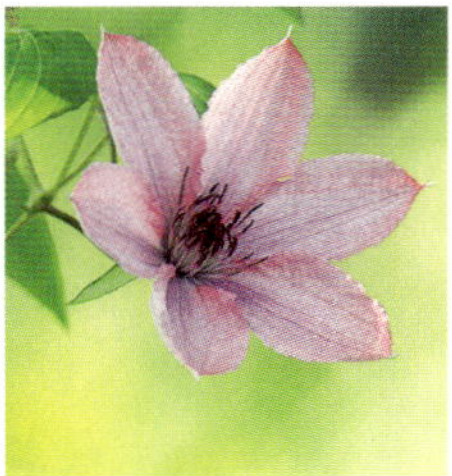

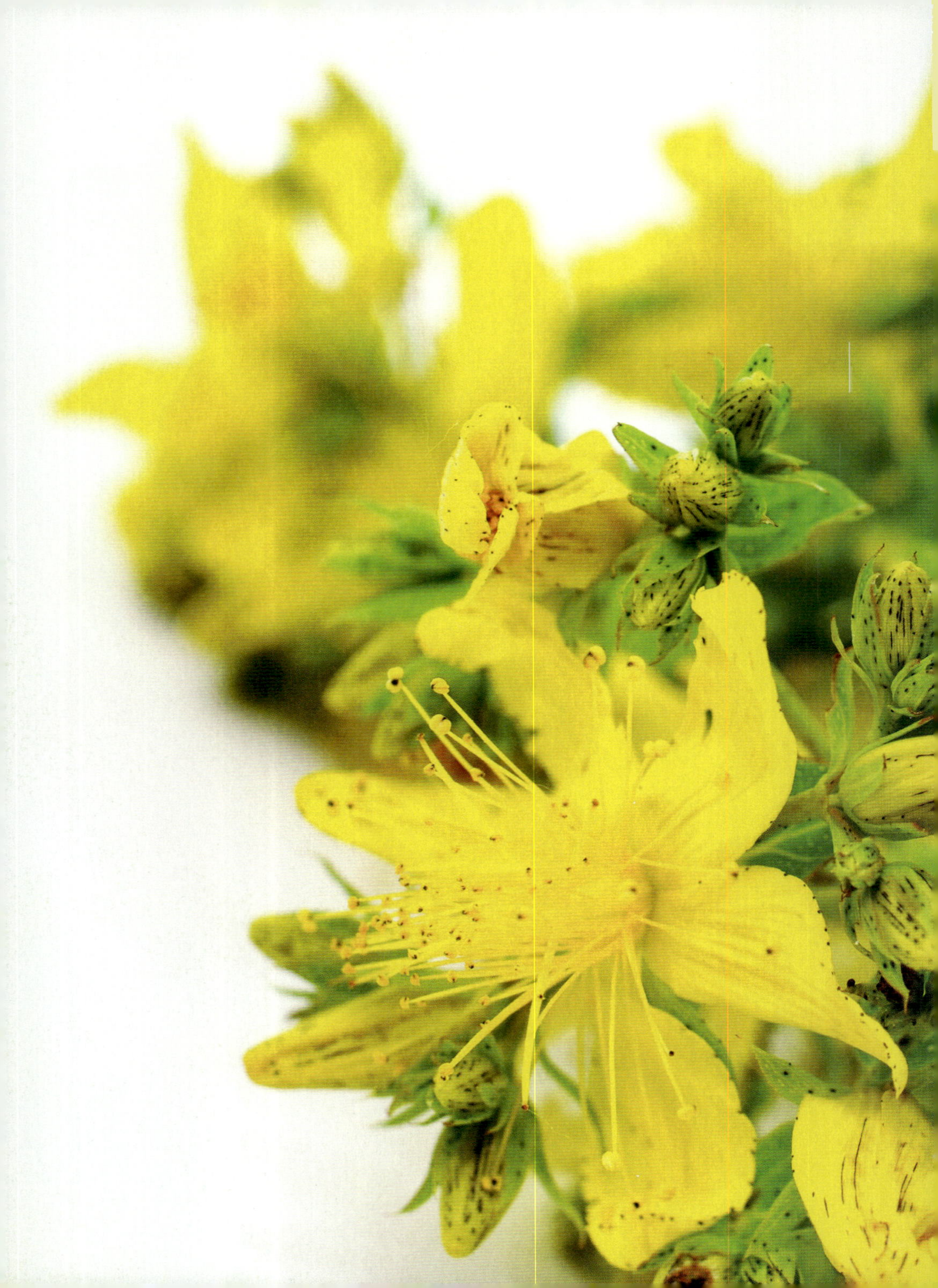

HILFREICHE SPEZIALTIPPS

Im vorigen Kapitel habe ich Ihnen als Psychotherapeutin ausführlich einen Weg beschrieben, der Sie Schritt für Schritt aus der Depression führen kann. Hilfreiche Weggefährten können Ihnen dabei andere natürliche Methoden sein, die Ihren Therapieerfolg zusätzlich fördern. Hier stelle ich Ihnen einige vor. Greifen Sie die eine oder andere davon auf und tun Sie sich Gutes.

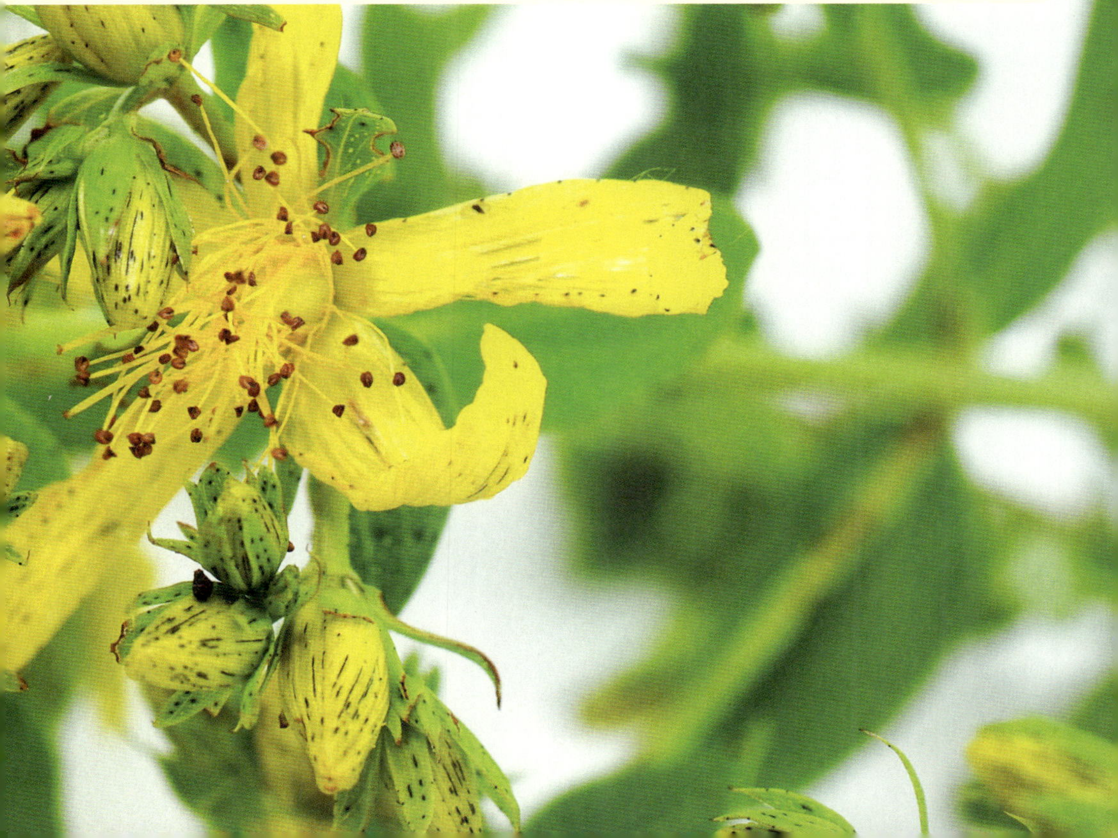

Nahrung, die unsere Seele stärkt

Unsere Ernährung hat maßgeblichen Einfluss darauf, wie gut oder schlecht wir uns fühlen. Viel Obst, viel Gemüse, viele Vollkornprodukte, viel Seefisch und pflanzliche Öle, natürlich alles in ausgewogenem Maß: Das gilt als gesunde Kost. Doch unser Essen sollte nicht nur in ernährungsphysiologischer Hinsicht gesund sein, sondern auch positiv auf die Psyche wirken, indem es uns Genuss bringt. Wir alle haben schon am Beginn unseres Lebens gelernt, dass Nahrung unglaublich positive Gefühle auslösen kann.

Empfahl nicht schon der Grieche Hippokrates, der berühmteste Arzt der Antike, bei Depression Eselsmilch zu trinken? So ist der Verdacht bereits Jahrtausende alt: Was wir essen, beeinflusst unsere Psyche. So wie eine ungesunde Ernährung auf Dauer unglücklich macht, weil man sich zunehmend im eigenen Körper unwohl fühlt, so stärkt eine gesunde, ausgewogene, wohlschmeckende Kost unseren Körper und damit auch unsere Psyche.

> !
>
> Was gesund für den Körper ist, hilft auch der Psyche.

Wichtig ist auch regelmäßiges Essen. Viele depressive Menschen können sich nicht mehr dazu aufraffen. Dabei beobachtet man gerade während einer stationären Therapie, dass geregelte Mahlzeiten auch dazu beitragen, dass sich die Stimmung bessert.

Omega-3-Fettsäuren heben die Stimmung

Ein spanisches Forscherteam veröffentlichte 2009 eine Studie an 10.000 Spaniern, von denen sich ein Teil konsequent mediterran ernährte. Diese Probanden erkrankten um bis zu 50 Prozent seltener an einer Depression als jene, die sich normal ernährten. Auch in Ländern wie Japan, wo traditionell Fisch gegessen wird, treten Depressionen seltener auf.

Eine Untersuchung des Neurobiologen Fernando Gómez-Pinilla von der University of California in Los Angeles bestätigte im Fachmagazin „Nature Reviews Neuroscience“ als Fazit aus über

160 Studien, die sich mit den Auswirkungen des Essens auf das Gehirn beschäftigten, dass Nahrung wie ein Arzneimittel auf das Gehirn wirke, wobei die einzelnen chemischen Bestandteile unser Denken positiv oder negativ beeinflussten. Ihm zufolge heben Omega-3-Fettsäuren, die reichlich in Seefischen wie Lachs, Makrele und Hering enthalten sind, unsere Stimmung und wirken sich positiv auf die Denkleistung aus. „In den vergangenen 100 Jahren ist der Konsum von gesättigten Fettsäuren und Transfetten in westlichen Zivilisationen dramatisch angestiegen, während die Aufnahme von Omega-3-Fettsäuren zurückging. Das könnte die steigende Häufigkeit von Depressionen in Ländern wie den USA oder Deutschland erklären", schrieb er dazu. Wissenschaftler vermuten, dass Omega-3-Fettsäuren die Neuverschaltung von Nervenzellen verbessern und dadurch eine Neuroplastizität (siehe Seite 62) des Gehirns provozieren. Chemische Antidepressiva haben die gleiche Wirkung.

Da wissenschaftlich nachgewiesen ist, dass Omega-3-Fettsäuren in Kombination mit den anderen Therapien lindernd auf Depressionen und bipolare affektive Störungen wirken, sollte also regelmäßig Seefisch auf Ihrem Speiseplan stehen. Weitere sehr gute Quellen sind Walnüsse, Pinienkerne und Pecannüsse sowie Raps-, Walnuss-, Leinsamen- und Sojaöl. Auch Olivenöl senkt nachgewiesenermaßen das Depressionsrisiko.

> **!**
> Auch Walnüsse und bestimmte Pflanzenöle liefern die gesunden Omega-3-Fettsäuren.

Serotonin macht glücklich

Die Produktion des Glückshormons Serotonin lässt sich durch die Ernährung beeinflussen. Eine besondere Rolle spielt hierbei die Aminosäure Tryptophan. Da der Körper sie nicht selbst herstellen kann, müssen wir sie mit der Nahrung zuführen. Besonders tryptophanhaltig sind Nüsse, Samen und Keime (z.B. Cashewnüsse, Sonnenblumenkerne und Weizenkeime), aber auch hochwertiges Kalbs- und Rindfleisch oder gelbe Käsesorten wie Emmentaler. Damit Tryptophan sich zu Serotonin umwandeln kann, sind zusätzliche Wirkstoffe wie B-Vitamine und Niacin erforderlich. Auch Schokolade erhöht kurzzeitig den Serotoninspiegel im Gehirn und hebt die Stimmung.

> !
>
> Schokolade setzt Glückshormone frei.

Grüner Tee beruhigt

Die gesundheitsfördernde Wirkung von grünem Tee wird in zahlreichen wissenschaftlichen Studien bestätigt. In erster Linie profitieren Grüntee-Trinker vom hohen Gehalt an Vitamin C und weiteren Vitaminen, die das Immunsystem stärken und dem Körper so bei der Abwehr von Pilzen, Bakterien und Viren behilflich sind.

L-Theanin ist eine der am häufigsten vorkommenden Aminosäuren im japanischen grünen Tee bzw. in den Blättern des Teestrauches (Camellia sinensis). Diesem Eiweißbaustein schreibt man unter anderem einen beruhigenden und angstlösenden Effekt zu. L-Theanin kann die Blut-Hirn-Schranke passieren und beeinflusst die Konzentrationen von Botenstoffen (Neurotransmittern) im zentralen Nervensystem – wie, weiß man allerdings noch nicht. Grüntee befreit von Müdigkeit und Schläfrigkeit, belebt sanft bei allgemeiner Erschöpfung und fördert die Wachheit. Die anregenden Eigenschaften sind gepaart mit entspannenden Eigenschaften. Bei Stress beruhigt grüner Tee die Nerven. Bei Niedergeschlagenheit heitert er das Gemüt auf.

> !
>
> Grüntee befreit von Müdigkeit und Schläfrigkeit, heitert das Gemüt auf.

Tatsächlich haben einige Studien bereits den Konsum von grünem Tee mit geringeren psychischen Problemen in Verbindung gebracht. Dr. Kaijun Niu von der Tohoku University Graduate School und seine Kollegen stellten fest, dass Männer und Frauen im Alter von 70 Jahren oder älter, die täglich vier oder mehr Tassen grünen Tee tranken, zu 44 Prozent weniger Symptome von Depressionen zeigten. Schwarzer Tee zeigt diese Wirkung nicht. Grund genug also, auf Grüntee umzusteigen!

Sanfte Hilfe aus der Natur

In der Behandlung von Depressionen haben sich auch verschiedene Heilpflanzen bewährt. Am gebräuchlichsten sind Johanniskraut, Baldrian, Passionsblume. Man kann die Wirkstoffe einzeln zuführen, doch ist mittlerweile erwiesen, dass sie gerade in Kombination bei leichten Depressionen besonders effektiv sind, denn die Inhaltsstoffe der einzelnen Pflanzen verstärken und ergänzen sich gegenseitig.

Sprechen Sie unbedingt mit Ihrem Arzt, wenn Sie zusätzlich zur verordneten Therapie Pflanzenheilmittel einsetzen möchten. Er kennt sich mit möglichen Neben- und Wechselwirkungen der Präparate aus.

Die wichtigsten Heilpflanzen gegen Depressionen

Johanniskraut

Johanniskraut mit seinen goldgelben Blüten bringt Sonne in die Seele. Seit zwei Jahrtausenden wird es als Heilpflanze verwendet. Im Mittelalter glaubte man sogar, damit den Teufel und böse Geister austreiben zu können. Schon der berühmte Arzt Paracelsus pries in seinen Schriften die antidepressive Wirkung des Krauts.

Inzwischen hat sich das pflanzliche Arzneimittel bei leichten bis mittelschweren Depressionen in zahlreichen Studien als genauso wirksam erwiesen wie ein chemisches Antidepressivum. Die Wirkung geht auf das enthaltene Hyperforin zurück, welches die Wiederaufnahme von Serotonin zu hemmen und die Serotonin-Rezeptoren zu beeinflussen scheint. Bei schweren Depressionen allerdings reicht Johanniskraut nicht aus.

!

Die Wirksamkeit von Johanniskraut ist durch viele Studien belegt.

Die antidepressive Wirkung entfaltet das Kraut erst nach zwei- bis dreiwöchiger Einnahme. Brechen Sie also Ihre Therapie nicht vorzeitig ab, weil sich Ihre Stimmung nicht gebessert hat. Wichtig ist, dass das Präparat hoch dosiert ist, Sie sollten es deshalb in der Apotheke kaufen. Beachten Sie ferner, sich im Sommer nicht der direkten Sonne auszusetzen, da es zu sonnenbrandähnlichen Hautreaktionen kommen kann.

Johanniskrauttee
2 Teelöffel Johanniskraut mit ¼ Liter kochendem Wasser übergießen, 10 Minuten ziehen lassen und absieben.
Präparate aus der Apotheke
Jarsin® 300 mg, Laif® 900 Balance, Neuroplant® Aktiv

Baldrian

Antike Ärzte wie z. B. Dioskurides schrieben bereits im 1. Jahrhundert dem Baldrian diverse Heilmöglichkeiten zu, doch erst im Mittelalter entdeckte man seine schlaffördernde Wirkung. Im 17. Jahrhundert wurde Baldrian im pharmazeutischen Handbuch „Trefflich versehene Medicin-Chymische Apotheke oder höchst kostbarer Artzney-Schatz" (1685) als „göttliches Mittel wider die schwere Noth" bezeichnet – vermutlich war damit eine Übererregbarkeit des Nervensystems gemeint.

!

Baldrian hilft gegen die Begleiterscheinungen der Depression.

Heute ist Baldrian eines der gebräuchlichsten pflanzlichen Beruhigungsmittel und gilt als anerkanntes pflanzliches Heilmittel für die Langzeittherapie von Unruhezuständen und Schlafstörungen; auch auf Angstzustände und Stimmungsschwankungen wirkt es sich positiv aus – alles Begleiterscheinungen einer leichten Depression.

Baldriantee
Einen gehäuften Teelöffel Baldrian mit einer Tasse kochendem Wasser übergießen, 10 Minuten ziehen lassen und absieben.

Baldrian-Johanniskraut-Tee
Baldrianwurzeln und Johanniskrautblüten zu gleichen Teilen mischen, dann einen Esslöffel der Mischung mit einer Tasse kochendem Wasser übergießen, 10 Minuten ziehen lassen und absieben. Täglich drei Tassen trinken.

Präparate aus der Apotheke
Kneipp® Baldrian 500 mg, Nervenruh Baldrian Forte 600, Abtei Baldrian Beruhigungstropfen, Abtei Baldrian Perlen

Passionsblume

Aus dem traditionellen amerikanischen Arzneischatz stammt die Passionsblume (Passiflora incarnata). Der neapolitanische Arzt Nardo Antonio Recci wies in seinem Kommentar zur Passionsblume im monumentalen Werk des spanischen Arztes Francisco Hernández de Toledo (1514/17–1587) „Rerum medicarum Novae Hispaniae thesaurus“ (1648) über mittelamerikanische Heilpflanzen darauf hin, dass die Passionsblume gegen die Melancholie helfe. Es dauerte jedoch noch eine ganze Weile, bis die Pflanze als Nervenberuhigungsmittel anerkannt war. Man erkannte schließlich auch, dass sie über eine angstmindernde Eigenschaft verfügt und erholsamen Schlaf schenkt.

!

Passiflora kommt auch als homöopathisches Mittel zum Einsatz.

Passionsblumentee
Ein bis zwei Teelöffel Passionsblume mit einer Tasse kochendem Wasser übergießen und 10 Minuten ziehen lassen. Absieben und ein bis drei Tassen täglich in kleinen Schlucken trinken.
Wie bei allen stark wirksamen Heilkräutern sollte man nach 6 Wochen Daueranwendung eine Pause einlegen und vorübergehend einen anderen Tee mit ähnlicher Wirkung trinken. Anschließend kann man wieder 6 Wochen lang Passionsblumentee trinken. Dadurch werden eventuelle unerwünschte Langzeitwirkungen verhindert und die

erwünschte Wirksamkeit der Passionsblume lässt nicht durch Gewöhnung nach.

Präparate aus der Apotheke

Klosterfrau Passidrian Tabletten, Lioran® Passionsblume Kapseln, Passidon® Kapseln

Safran

Seit Tausenden von Jahren gilt Safran (Crocus sativus) als Heilmittel. Schon 1600 v. Chr. kann man über die Wirkung und den Einsatz von Safran in der Medizin im medizinischen Papyrus Ebers lesen. Hippokrates bezeichnete Safran als Allheilmittel.

Jetzt ist wissenschaftlich nachgewiesen, dass Safran eine Heilwirkung bei einer Depression haben kann. In einer im November 2006 von der Arak University of Medical Sciences veröffentlichten Studie wurde belegt, dass Safran eine positive Wirkung auf leichte bis mittelschwere Depressionen hat. Die sechswöchige Studie wurde mit zwei Gruppen durchgeführt. Bei der Safran-Gruppe, die täglich 0,03 Gramm Safranextrakt erhielt, wurde, anders als bei der Placebo-Gruppe, ein deutlich verbessertes Ergebnis festgestellt. Bewertet wurde mithilfe der Hamilton-Depressions-Scala, einem klinischen standardisierten Testverfahren.

!

Nach Abschluss der Studie hatte sich der Gemütszustand der Safran-Gruppe deutlich verbessert.

Zudem zeigte sich in einer weiteren Studie, dass Safran bei einer täglichen Einnahme von etwa 0,03 Gramm eine vergleichbare Wirkung wie der Wirkstoff des chemischen Antidepressivums Imipramin (1 Gramm) hat – mit weniger Nebenwirkungen.

!

Ein Sprichwort aus dem Iran sagt: „Trink einen Safrantee und du fühlst dich fröhlich."

Safrantee

Drei bis vier Safranfäden mit einer Tasse kochendem Wasser übergießen, ca. 10 Minuten ziehen lassen und absieben. Man kann die Fäden auch z. B. mit grünem Tee aufgießen, um einen anderen Geschmack zu bekommen.

Vorsicht vor Ackergauchheil!
Der Ackergauchheil (Anagallis arvensis) wächst fast auf der ganzen Welt. Das Heilkraut hat zinnoberrote Blütenblätter. Mit „Gauch" wurden früher geisteskranke Menschen bezeichnet, daher stammt der Name. In der Antike setzte man Ackergauchheil unter anderem auch gegen Depressionen ein. Die Schulmedizin verwendet das Mittel wegen möglicher Nebenwirkungen, wie Durchfälle, Übelkeit, Erbrechen und allergische Reaktionen, jedoch nicht.

Kombinationspräparate

Es ist naheliegend, Johanniskraut, Baldrian und Passionsblume zu kombinieren, um die antidepressive Wirkung dadurch zu verstärken. Solche Mischpräparate hellen die Stimmung auf und steigern den Antrieb. Daneben lassen sich die Begleitsymptome einer Depression, wie Schlaf- und Angststörungen, ebenfalls mildern. Es gibt eine Reihe von Kombinationspräparaten. Hier einige davon:

Kombination von Baldrian und Johanniskraut
Diese Mischungen dienen zur Behandlung von Schlaflosigkeit und von nervösen Störungen mit verschiedenen Beschwerden wie Unruhe, Einschlafstörungen, Magendruck, Schwindelgefühl, Herzklopfen und Herzbeklemmung.
Präparate aus der Apotheke
Remedium Nervinum comp. EKF flüssig bei nervösen Störungen, die mit Schlaflosigkeit und Verstimmungszuständen einhergehen.
Sedariston® Konzentrat Kapseln zur unterstützenden Behandlung von leichten depressiven Störungen mit nervöser Unruhe und nervös bedingten Einschlafstörungen

Kombination von Johanniskraut, Baldrian und Passionsblume
Jüngst konnte in klinischen Studien nachgewiesen werden, dass sich die antidepressive Wirkung von Passionsblume und Johanniskraut gegenseitig verstärkt. In Verbindung mit Baldrian werden sie angewandt bei Depression und Reizbarkeit, Nervosität, Erschöpfung, Angst- und Spannungszuständen sowie Einschlafstörungen.
Präparat aus der Apotheke
Neurapas® balance Filmtabletten bei Depressionen und Schlafstörungen

Aromatherapie – heilsame Düfte

!
Ätherische Öle wirken unmittelbar auf unsere Gefühle.

Ob anregender Zitrus- oder beruhigender Lavendelduft – Düfte wirken sich ganz direkt auf unsere Stimmung und unser Wohlbefinden aus und wecken Gefühle, die der Verstand nicht kontrollieren kann. Schon die alten Ägypter wussten um die Heilkraft aromatischer Kräuter und Pflanzen und setzten deren ätherische Öle in ihrer Heilkunde ein.

Es ist wissenschaftlich erwiesen, dass ätherische Öle positive wie auch negative Gefühle erzeugen können. Dazu meldet die Nase die Duftinformationen unserem Gehirn, genauer gesagt unserem limbischen System, das Emotionen und Stimmungen steuert. „Düfte wirken unmittelbar auf die Gefühle. Sie verleiten Menschen dazu, Dinge anders zu sehen", sagt Dr. Jeanette Haviland-Jones von der Rutgers University in New Jersey, die sich auf die Erforschung der Wechselwirkung zwischen Geruch und Gefühl spezialisiert hat. Man weiß heute, dass bestimmte Gerüche im Gehirn Serotonin freisetzen und somit Glücksgefühle entstehen lassen. Aromaöle wecken die Lebensfreude, stärken die inneren Selbstheilungskräfte und fördern das Wohlbefinden. Sie können Ängste und depressive Verstimmungen mildern und dem Patienten helfen, wieder Ja zum Leben zu sagen.

Aromaöle, die die Stimmung aufhellen
Bergamotte, Eisenkraut, Geranie, Jasmin, Kamille, Kampfer, Lavendel, Melisse, Muskatellersalbei, Neroli, Niaouli, Patschuli, Rose, Sandelholz, Zeder, Vanille, Ylang-Ylang

Ätherische Öle gegen depressive Verstimmungen

Neroli (Orangenblüte)
Neroliöl wird durch Wasserdampfdestillation aus den Blüten der Bitterorange gewonnen. Es riecht frisch, hell und fruchtig. Für einen Liter ätherisches Öl werden ca. 1000 Kilogramm Blüten verarbeitet, was den hohen Preis dieser Essenz erklärt.

!

Neroli ist eines der Aromaöle mit der stärksten antidepressiven Wirkung.

Neroliessenz ist eines der wichtigsten ätherischen Öle für seelische Probleme, hauptsächlich wenn es um den Abbau von Ängsten geht; dabei spielt es keine Rolle, ob es sich um die Nervosität etwa vor einem Vorstellungsgespräch oder um tiefer sitzende Ängste handelt. Sein beruhigender Effekt wirkt sich auch ganz direkt auf das Herz aus. Neroli hilft bei emotionalem Schock, Erschöpfung, Schlaflosigkeit, nervöser Anspannung und Mangel an Selbstvertrauen. Als Antidepressivum stabilisiert es die Psyche und erleichtert auch die Trauerarbeit.

Die angstlösende Wirkung zeigte auch eine Studie der Universität Wien mit hundert Patienten. Bei einer Gruppe wurde im Wartezimmer Orangenduft versprüht, bei der anderen nicht. Die Probanden füllten Fragebögen zu ihrem Gefühlszustand aus. Ergebnis: Obwohl sie den Orangenduft nicht bewusst wahrgenommen hatten, gaben zumindest weibliche Patienten an, wesentlich ruhiger und angstfreier gewesen zu sein als normalerweise vor dem Arztbesuch.

Vanille

Ätherisches Vanilleöl entspannt, besänftigt die Nerven und reduziert Stress. Es gibt Erschöpften neue Energie und weckt die Lebensgeister. Überdies vermittelt es ein Gefühl von Wärme, Schutz und Geborgenheit. So verwundert es nicht, dass Hersteller von Flaschenmilch für Säuglinge ihren Produkten lange Zeit Vanillin zusetzten – man wusste, dass in der Muttermilch ein Stoff enthalten ist, der der Vanille sehr ähnelt. Auch als Erwachsene empfinden wir Entspannung und Wohlbefinden, wenn Vanille oder Vanillin in Speisen enthalten ist oder wenn wir Vanille riechen.

> !
>
> Vanille vermittelt ein Gefühl von Vertrautheit und Heimat.

Ylang-Ylang

Die gelblich weißen Blüten des riesigen immergrünen Baumes müssen frühmorgens gesammelt werden, da das äußerst wertvollen ätherische Öl sonst in der Sonne verdampfen würde. Zur Herstellung von 100 Gramm Öl – man gewinnt es durch Destillation – benötigt man 30 bis 40 Kilogramm Blüten! Das süße, exotisch duftende Öl hilft bei Ängsten, Schlaflosigkeit, Nervosität und Depressionen und soll generell die Entspannung fördern.

Bitte beachten: Dieses Öl darf nicht in zu starker Konzentration und nur in geringen Mengen angewandt werden.

> !
>
> Ylang-Ylang wirkt beruhigend auf das Nervensystem.

> Stress lässt nachts nicht von selbst nach. Einschlaf- und Durchschlafstörungen sind die Folge, auch stellen sich schlechte Träume ein. Hier kann eine Mischung aus warmen, angenehmen Düften für Ruhe und Entspannung sorgen. Man kann die individuell ausprobieren und zusammenstellen oder einen bewährten Mix aus Ylang-Ylang, Jasmin, Rose, Mandarine und Sandelholz verwenden.

Melisse

Für die Aromatherapie verwendet man nur das ätherische Öl der getrockneten Blätter der Zitronenmelisse. In den Klostergärten des Mittelalters nutzte man die nach Zitrone duftende Melisse schon vor Jahrhunderten als Pflanzenheilmittel mit beruhigender und krampfstillender Wirkung. Paracelsus schätzte die Melisse sehr: „Melisse ist von allen Dingen, die die Erde hervorbringt, das beste Kräutlein für das Herz.“ Sie wirkt bei Stimmungstiefs beruhigend, aber auch anregend und dämpft negative Gedanken. Außerdem hilft sie bei Ängsten und Schlafstörungen. Verwendet wird Melisse gern als Nerven- und Beruhigungstee und als ätherisches Öl.

!

Melisse wirkt bei Stimmungstiefs beruhigend und anregend zugleich.

Lavendel

Lavendel (Lavandula angustifolia) hat vor allem Bedeutung als Nervenpflanze – und wird in Zeiten der totalen Reizüberflutung besonders häufig in der Aromatherapie eingesetzt. Das aromatisch duftende Öl der kleinen blauen Blüten wirkt mild beruhigend, antidepressiv und emotional ausgleichend.

Neuere Forschungen bestätigen diese Wirkung des Öls. Beim Inhalieren fand man im Elektroenzephalogramm (EEG) Veränderungen, die auf eine beruhigende und entspannende Wirkung schließen lassen. Auch scheint Lavendelöl direkt auf das zentrale Nervensystem zu wirken. Lavendel wird deshalb unter anderem eingesetzt bei Unruhezuständen, Anspannung, Stress, Einschlafstörungen und funktionellen Oberbauchbeschwerden.

!

Ein abendliches Lavendelbad fördert einen erholsamen Schlaf.

Lavendel findet sich vor allem als Bestandteil von Beruhigungstees. Ebenfalls beliebt sind Lavendelzweige in Duftkissen und ätherisches Öl als entspannender Badezusatz, der das Wohlbefinden steigert und für eine positive Stimmung sorgt.

Rose

Die zahlreichen Inhaltsstoffe des sinnlich und harmonisch duftenden Rosenöls machen es zu einem Heilmittel mit breitem Wirkungsspektrum. Rosenöl war vermutlich die erste Essenz, die man destillierte. Die Gewinnung des Öls ist sehr aufwendig. Für

!

Rosenöl wird auch gern bei Depression nach der Entbindung eingesetzt.

einen einzigen Tropfen des kostbaren Öls benötigt man rund 30 Blüten, die am frühen Morgen von Hand gepflückt werden müssen. Manche seiner über 400 Inhaltsstoffe haben entkrampfende und beruhigende Eigenschaften, was es zum Aromaheilmittel für viele seelische Beschwerden wie Depressionen macht. Es wirkt harmonisierend, beruhigt die Nerven und lindert Kummer.

Bergamotte

Bergamottöl wird durch kalte Pressung aus den Fruchtschalen des Bergamottbaumes gewonnen. Für ein Kilogramm Bergamottessenz braucht man etwa 200 Kilogramm Früchte. Man kennt das Aroma auch vom Earl Grey Tee. Das erfrischende Öl wirkt aufmunternd bei Sorgen, Depressionen und Stress und löst nervöse Anspannungen. Durch seine entkrampfenden und entspannenden Eigenschaften wirkt es nicht nur auf Muskulatur, Herz und Nerven ein, sondern lindert auch Ängste.

!

Das erfrischende Öl wirkt stimmungsaufhellend und lindert sogar Ängste.

Sandelholz

Sandelholz stammt von verschiedenen ostasiatischen Santalum-Bäumen. Aus dem würzig süß und exotisch duftenden Holz wird durch Dampfdestillation das ätherische Öl gewonnen. Es hat eine beruhigende, entspannende, harmonisierende Wirkung und fördert den Schlaf. Es regt Kreativität und Phantasie an, hebt die Stimmung und wirkt Ängsten, Aggressionen, Anspannungen, Depressionen und Stress entgegen. Darüber hinaus soll es sexuelle Lustlosigkeit vertreiben.

!

Sandelholz hat eine beruhigende und ausgleichende Wirkung, trotzdem fördert es die Fantasie.

Kamille

Schon im alten Rom wurde Kamille gegen Depressionen und Schlafstörungen eingesetzt. Die enthaltenen ätherischen Öle lösen Krämpfe und wirken auf das Gehirn wie chemische Beruhigungsmittel. Für diese angstlösende und beruhigende Eigenschaft wird ein Flavonoid namens Apigenin verantwortlich gemacht.

Außerdem erhöht Kamille den Glyzinspiegel im Körper. Glyzin ist eine Aminosäure, die eine beruhigende Wirkung auf unser Nervensystem hat. Kanadischen Untersuchungen zufolge zeigt Kamille sogar bei Angststörungen eine deutliche Wirkung.

!

Kamillenöl hilft auch bei Unruhe und Reizbarkeit.

Niaouli

Der Niaoulibaum gehört zu den Teebaumarten und kommt ursprünglich aus Neukaledonien, einer Inselgruppe im Pazifik. Das eukalyptusartig frische Öl wird durch Wasserdampfdestillation der Blätter und jungen Zweige gewonnen. Niaouliöl wirkt anregend und stärkend, fördert die Konzentration und hilft bei Angst, Stress, Antriebslosigkeit und Depression. Niaouli fördert vermutlich auch die Produktion von Dopamin, dem Botenstoff, der die Seele wieder ins Gleichgewicht bringt und Gelassenheit schenkt.

!

Niaouli kann die Dopaminproduktion fördern.

Anwendungen

Ätherische Öle können Sie vielfältig einsetzen – mit einer Duft- oder Aromalampe einen harmonisierenden Duft in den Raum bringen, die Aromen inhalieren, darin baden oder sich aus den Ölen ein entspannendes Pflege- oder Massageöl herstellen.

Ätherische Öle in der Duftlampe

Die Duftlampe schafft in jedem Raum eine angenehme Raumatmosphäre. Dazu träufelt man 4 bis 8 Tropfen ätherisches Öl auf das Wasser. Der aufsteigende Wasserdampf trägt die Duftmoleküle in die Raumluft.

- Harmonisierende Öle: Bergamotte, Geranie, Lavendel
- Entspannende Öle: Bergamotte, Lavendel, Neroli, Sandelholz, Vanille
- Schlaffördernde Öle: Kamille, Lavendel, Melisse, Neroli, Rose, Ylang-Ylang
- Stresslindernde Öle: Bergamotte, Lavendel, Neroli, Niaouli

Diese Mischungen für die Duftlampe heben Ihre Stimmung

- Insgesamt für eine gute Stimmung:
  1 Tropfen Rosmarin, 4 Tropfen Lavendel
- Falls sich die Depression durch Unruhe und Schlaflosigkeit äußert:
  3 Tropfen Kamille, 3 Tropfen Lavendel, 4 Tropfen Neroli
- Bei Antriebsschwäche und Lethargie:
  3 Tropfen Bergamotte, 3 Tropfen Melisse, 3 Tropfen Rose
- Bei Depression mit Angstgefühlen:
  3 Tropfen Niaouli, 5 Tropfen Bergamotte

Ätherische Öle für die Massage

!

Gönnen Sie sich öfter eine wohltuende Aromamassage.

Bei einer Massage dringen die ätherischen Öle durch die Haut in den Blutkreislauf ein und wirken auf darunter liegenden Organe. So können sie ganz direkt auch eine körperliche Wirkung entfalten. Gleichzeitig schüttet unser Körper glücklich machende Endorphine und das Wohlfühlhormon Oxytozin aus. Eine Massage mit ätherischen Ölen ist daher eine wunderbare Möglichkeit, um sehr schnell seelische und körperliche Entspannung zu erreichen.

Basisrezept Massageöl

100 ml Trägeröl (z. B. Mandelöl) mit 15 bis 20 Tropfen ätherischem Öl vermischen. Entspannende, beruhigende Öle sind z. B. Bergamotte, Rose, Lavendel, Sandelholz und Neroli.

Ätherische Öle zum Baden

!

Stellen Sie sich Ihr persönliches Wohlfühlbad zusammen.

Baden mit ätherischen Ölen ist eine der schönsten Anwendungen der Aromatherapie und ein Labsal für die Seele. Auch hier dringen die ätherischen Öle direkt in den Körper ein. Aus der Vielzahl der Aromaöle können Sie sich ganz individuell Ihr Lieblingsbad zusammenstellen.

Bitte beachten: Je nach Wannengröße drei bis zwölf Tropfen Öl mit Milch, Honig oder süßer Sahne vermischen, damit es sich löst, dann am Wasserstrahl zum Badewasser einspülen. Das Bad sollte nicht länger als 20 Minuten dauern.

Basisrezept Aroma-Entspannungsbad
20 ml Pflanzenöl, 2 ml Emulgator, z. B. Lysolecithin, Sahne oder Honig und 10 bis 20 Tropen ätherisches Öl mischen.

Dieser Duftmix für die Badewanne hebt Ihre Stimmung
8 Tropfen Lavendel
3 Tropfen Rose
4 Tropfen Neroli
2 EL Milch

Physikalische Therapie – Balsam für die Seele

Die physikalische Therapie hat zum Ziel, den Körper zu kräftigen, zu aktivieren, zu lockern und zu entspannen. Dazu zählen Verfahren wie Massagen, Wasseranwendungen wie z. B. Kneippsche Güsse, Lichttherapie, Elektrotherapie und Wärmetherapie. Manche davon eignen sich auch als begleitende Maßnahmen bei der Behandlung einer Depression und ihrer Begleiterscheinungen.

Massagen

Die Massage ist eines der ältesten Heilmittel und wohl jeder wird bestätigen, dass eine Massage nicht nur dem Körper, sondern auch der Seele guttut. Diese Wirkung wurde auch in klinischen Studien überprüft.

! Massagen tun Körper und Seele gut.

An der Berliner Universitätsklinik erhielten 32 Patienten mit einer schweren Depression im Rahmen einer wissenschaftlichen Studie zusätzlich zur sonstigen Therapie drei Ganzkörpermassagen nach der sogenannten Slow-Stroke-Technik. Dabei wird der ganze Körper sanft massiert, während im Hintergrund Entspannungsmusik läuft. Das Ergebnis war deutlich positiv, die Probanden waren nach der Massage weniger angespannt und in wesentlich besserer Stimmung, wie die anschließende Befragung und auch die psychiatrische Untersuchung ergab. Besonders die körperliche Berührung empfanden die Patienten als sehr wohltuend.

Vermutlich helfen die Massagen depressiven Menschen, positive körperliche Reize wieder stärker wahrzunehmen – eine wichtige Voraussetzung dafür, die depressionstypische „Gefühl- und Lustlosigkeit" zu überwinden. Manche Teilnehmerinnen hatten danach auch das Empfinden, dass „ein großer Stein von ihrer Brust genommen wurde".

!

Überlegen Sie, ob Ihnen vielleicht auch eine Partnermassage guttut.

Neben der klassischen Massage gibt es noch eine Vielzahl weiterer Techniken und Richtungen. Beispiele sind die indische Ayurveda-Ölmassage, die Thai-Massage, die japanische Druckmassage Shiatsu, Lomi Lomi Nui aus Hawaii, aber auch die Hot-Stone-Massage, Klangmassage und Edelsteinmassage.

Überlegen Sie, welche Massage Ihnen persönlich besonders guttun könnte, und nutzen Sie die heilsame Berührung als eine Möglichkeit, Ihre Therapie zu unterstützen und Ihre Depression zu lindern. Sie können dazu einen professionellen Masseur aufsuchen oder aber auch z. B. eine Freundin oder Ihren Partner darum bitten.

Wasseranwendungen nach Kneipp

Die von Sebastian Kneipp (1821–1897) aus Wörishofen entwickelte gleichnamige Kur hilft bei vielerlei Leiden. Inzwischen hat man festgestellt, dass auch Menschen mit Depression von den Güssen und Bädern profitieren können. Die komplette Kneipptherapie ist eine ganzheitliche Behandlung, die Körper, Geist und Seele einschließt. Bei einer Depression sind die folgenden Wasseranwendungen zu empfehlen, die alle positiv bei Erschöpfungszuständen, Stress und Schlafstörungen wirken und obendrein das Immunsystem stärken.

!

Kneipp-Anwendungen sind ein gutes Mittel gegen Erschöpfung.

Kalte Armgüsse

Der kalte Wasserstrahl wird langsam vom rechten Handrücken außen am Arm bis zur Schulter und auf der Innenseite wieder zurückgeführt. Das wiederholt man zweimal und führt danach das Ganze dreimal am linken Arm durch.

Wassertreten

Man füllt die Badewanne drei viertel voll mit kaltem Wasser und stapft dann darin umher. Man kann auch auf der Stelle treten, bei jedem Schritt sollte man das Bein aber komplett aus dem Wasser herausheben. Man sollte diese Anwendung nicht länger als eine Minute durchführen.

!

Wenn Sie die Möglichkeit haben, können Sie auch in einem Bach Wasser treten.

Wechselfußbäder

Man füllt eine Schüssel mit heißem und eine andere mit kaltem Wasser. Man taucht die Füße etwa fünf Minuten in heißes Wasser, danach 30 Sekunden ins kalte Wasser. Dies wird noch einmal wiederholt, dann zieht man über die nassen Füße dicke Wollsocken.

Wechselduschen

Man duscht zunächst zwei bis drei Minuten warm. Danach nimmt man einen kalten Brausestrahl, fängt am linken Fuß an und führt ihn auf der Rückseite des Beines bis zum Po hoch. Danach verfährt man ebenso mit dem rechten Bein. Anschließend wird zuerst der rechte und dann der linke Arm, jeweils an den Fingerspitzen beginnend, entlang der Außenseite bis zur Schulter

!

Nach den Anwendungen sollten Sie sich eine ausgiebige Entspannung gönnen.

geduscht. Zuletzt kommen Brust, Bauch und Rücken an die Reihe, aber nur kurz. Danach wird wieder zwei bis drei Minuten warm geduscht, bevor die kalte Anwendung nochmals wiederholt wird.

Lichttherapie bei saisonal abhängiger Depression

Licht steuert das Zusammenspiel der körpereigenen Hormone Melatonin und Serotonin. Unter der Einwirkung von Sonnenlicht steigt der Spiegel unseres Glückshormons Serotonin an, was sich positiv auf unsere Gemütslage auswirkt. Das „Schlafhormon" Melatonin dagegen wird vermehrt bei Dunkelheit ausgeschüttet. Demzufolge kann Sonnenlicht unsere Stimmung im wahrsten Sinne des Wortes aufhellen, während Lichtmangel und damit ein Zuviel an Melatonin eine Depression begünstigt. Aus der Erkenntnis heraus, dass Licht die Melatoninproduktion bremst, wurde die Lichttherapie gegen Depression entwickelt.

Wissenschaftliche Untersuchungen von Matthew Keller vom Virginia Institut für psychiatrische Therapie und Verhaltensgenetik weisen einen Zusammenhang zwischen dem Einwirken des Sonnenlichtes und den Gefühlen nach. Er und sein Team stellten fest, dass sich Stimmung und Gedächtnisleistung verbesserten, wenn sich die Probanden täglich mehr als 30 Minuten in der Sonne aufhielten. Bei einer kürzeren Zeitspanne hob sich die Stimmung jedoch nicht.

!

30 Minuten in der Sonne hellen die Stimmung auf.

In der Lichttherapie macht man sich diese Erkenntnis zunutze und versucht Depressionen mithilfe einer speziell entwickelten Lichtlampe zu behandeln. Deren künstliches Licht ist dem Vollspektrum von Farbanteilen des natürlichen Sonnenlichts angepasst und mindestens zehnmal intensiver und heller als die normale Zimmerbeleuchtung. Das Licht trifft auf Rezeptoren in der Netzhaut, die dann die Ausschüttung von Botenstoffen und Hormonen anregen, was ein sofortiges Wohlbehagen bewirkt.

Zur Behandlung setzt man sich vor die Lichtlampe und schaut in regelmäßigen Abständen direkt ins Licht. Um ein merkliches Wohlempfinden zu spüren, genügt bei einer Dosis von 10.000 Lux eine halbe Stunde Lichttherapie am Tag, bei geringerer Intensität wird die Einwirkzeit verlängert.

„Besonders wirksam sind die Morgenstunden nach dem Aufstehen“, sagt Dr. Dieter Kunz, Chefarzt der Klinik für Schlafmedizin am St. Hedwig-Krankenhaus in Berlin. Er empfiehlt, die Lichtlampe zwischen sieben und zehn Uhr morgens zu verwenden.

Die Lichttherapie hilft leider nicht gegen alle depressive Störungen. Segensreich ist sie vor allem bei der saisonal abhängigen Depression, auch Winterdepression genannt (siehe Seite 35). In manchen Fällen übernimmt die Krankenkasse die Kosten für die Behandlung bzw. für die Anschaffung eines Lichtgerätes, damit der Patient die Therapie zu Hause durchführen kann.

!

Während Sie vor der Lichtlampe sitzen, können Sie essen oder ein Buch lesen.

Ganzheitliche Methoden für Körper, Geist und Seele

Homöopathie

Die von Dr. Samuel Hahnemann (1755–1843) begründete Homöopathie ist eine natürliche, sanfte Methode, die den Menschen als Einheit aus Körper, Geist und Seele sieht und nicht nur das Symptom einer Erkrankung. Deshalb wird der Patient vor der Behandlung nach seiner Persönlichkeit, seinen Vorlieben und Abneigungen und auch nach dem Umständen der Symptome gefragt. Somit kommen für die Behandlung einer Depression auch ganz unterschiedliche homöopathische Mittel infrage.

Mit Homöopathie können Sie sich auch gefahrlos selbst behandeln. Sie kann eine wertvolle Unterstützung Ihrer Therapie sein. Verwenden Sie das für Sie passende Mittel in der Potenz D6.

!

Homöopathische Mittel sind extrem stark verdünnt und potenziert.

Natrium muriaticum

Dieses Mittel (Kochsalz) ist für Sie geeignet, wenn Sie stark an altem Kummer, alten Kränkungen und Verletzungen festhalten und nicht darüber hinwegkommen, wenn Sie sich gern zurückziehen und der Versuch, Sie zu trösten, Ihr Befinden verschlimmert. Das Mittel hilft Ihnen, diese „Altlasten" loszulassen.

Sepia officinalis

Dieses Mittel (Tintenfisch) ist geeignet, wenn Sie aufgrund von emotionaler Überforderung in einen Zustand des Deprimiertseins, der inneren Leere und Gereiztheit geraten sind. Sie wollen dann vor allem Ihre Ruhe haben. Die Zuneigung und Wärme, die sie sonst für Freunde und Familie empfunden haben, ist Gleichgültigkeit gewichen. Sepia hilft Ihnen, wieder Zugang zu Ihren Gefühlen zu finden.

Aurum metallicum

Dieses Mittel (Gold) ist geeignet, wenn Sie ein ausgeprägtes Verantwortungsgefühl haben, jedoch unter der Last Ihrer eigenen Ansprüche und der Ansprüche, die sich aus Ihrer Verantwortung ergeben, fast zusammenbrechen und von tiefster innerer Verzweiflung geplagt sind. Aurum kann hier Linderung bringen, jedoch nie die ärztliche Behandlung ersetzen. In diesem Zustand brauchen Sie sofort ärztliche Hilfe!

!

Bei tiefster Verzweiflung ist Homöopathie allein nicht ausreichend, Sie brauchen ärztliche Unterstützung.

Depressionsglobuli

In der Apotheke gibt es sogenannte Depressionsglobuli, ein spezielles Komplexmittel bei depressiven Erkrankungen oder Symptomen. Typische Symptome sind Überforderung, psychische Stimmungsschwankungen, Überreiztheit, Angst, Anspannung und depressive Gefühle. Das aus mehreren Substanzen zusammengesetzte Mittel hilft der Psyche, sich zu entspannen und so dem depressiven Teufelskreis zu entkommen.

Dosierung Während des depressiven Zustandes nimmt man nach dem Aufstehen pro Tag in dreistündigem Abstand fünf Mal je drei Globuli ein. Die Einnahmedauer beträgt zehn Tage. Danach kann die Dosis auf drei Einnahmen mit jeweils fünf Globuli reduziert werden. Insgesamt beträgt die Einnahmedauer 21 Tage.

Zusammensetzung Depressionsglobuli
Ambra D6
Ignatia D6
Natrium chloratum D4
Zincum valerianicum D6

Akupunktur

Akupunktur ist ein jahrtausendealtes Naturheilverfahren und Teil der Traditionellen Chinesischen Medizin. Es kann die Therapie einer Depression wirksam ergänzen. In China gehört die Akupunktur seit Langem ganz selbstverständlich zur Therapie der Depression. Die chinesischen Lehrbücher zeigen eine Vielzahl von Akupunkturpunkten, die je nachdem, welche Beschwerden bei der Depression im Vordergrund stehen – z. B. tiefe Traurigkeit, Schlaflosigkeit, Nervosität – variieren. Der Akupunkteur setzt die Nadeln stets nach dem individuellen Beschwerdebild des Patienten.

!

Bereits beim Setzen der Nadeln schüttet der Körper Endorphine aus.

Die Wirkung tritt schnell ein. Bereits beim Setzen der Nadeln schüttet der Körper Endorphine aus. Gleichzeitig wird das vegetative Nervensystem angeregt: Die Muskeln entspannen sich, der Herzschlag verlangsamt sich und die Atmung wird ruhiger.

Zahlreiche Studien, etwa die der Psychiatrischen Universitätsklinik Bochum, belegen die hohe Wirksamkeit der Akupunktur gegen Depressionen. Die Betroffenen waren ausgeglichener, innerlich ruhiger, schliefen besser, ihre Stimmungslage verbesserte

!

Manche Krankenkassen übernehmen die Kosten für alternative Heilverfahren.

sich und die Konzentrationsfähigkeit stieg. Die Probleme schienen nach der Behandlung leichter zu bewältigen.

Bei Menschen mit leichteren Depressionen wie z.B. saisonal abhängigen Depressionen können bereits zwölf Sitzungen ausreichen. Bei schwereren Depressionen können die Symptome durch die Akupunktur immerhin abgeschwächt werden.

Atemtherapie

Auch die Atemtherapie zählt zu den ganzheitlichen Heilmethoden und hat ihre Wurzeln in den alten Kulturen des Fernen Ostens. Der Patient lernt dabei, seine Atmung bewusst wahrzunehmen und verfeinert seine Atemtechnik. Hintergrund ist die Überlegung, dass die Atmung empfindlich und unmittelbar auf körperliche und seelische Veränderungen reagiert, zugleich aber willentlich gesteuert werden kann. Sie hat Einfluss auf das Zentralnervensystem und damit auf Gefühle und Empfindungen.

Bei zahlreichen Krankheiten der Atemwege wird die Atemtherapie inzwischen mit Erfolg eingesetzt. Aber auch bei der Behandlung von Depressionen und Ängsten messen Experten der richtigen Atmung eine große Bedeutung zu. Durch freies und tiefes Atmen kommen Körper und Seele zu Ruhe und Entspannung, erlangen neue Energie und Selbstvertrauen.

!

Die tiefe Bauchatmung ist die gesündeste Atemtechnik.

In der Therapie lernt der Patient die tiefe Bauchatmung oder Zwerchfellatmung. Diese tiefe Atmung zieht viel Luft in die Lungen und gilt daher als die gesündeste Atemtechnik. Im Gegensatz dazu wird bei der kurzen, flachen Brustatmung – oft auch die unbewusste Folge von Stress und Sorgen – viel weniger Sauerstoff aufgenommen. Diese mangelnde Sauerstoffversorgung kann zu Kreislaufstörungen, Kopfschmerzen, Magen-Darm-Beschwerden, Müdigkeit und Schlafstörungen führen.

Vier einfache Regeln für das entspannte Atmen

Sie können auch selbst lernen, entspannter zu atmen, und damit Ihre Stimmung und Ihr Allgemeinbefinden beeinflussen:

1. Den Atem beachten. Schon dies führt oft zu einem natürlicheren Atemrhythmus.
2. Die Einstellung ändern. Versuchen Sie, die Atmung nicht nur als Körperfunktion zu sehen. Machen Sie sich bewusst, dass sie Leben spendet und uns gesund hält.
3. Richtig atmen. Beim Atmen sollten Sie das Gefühl haben, dass der Bauch von unten nach oben mit Luft angefüllt wird – so als würde man Wasser in ein Glas gießen.
4. Entspannt bleiben. Lassen Sie den Atem leicht und langsam fließen. Wenn Sie merken, dass Sie sich zu sehr anstrengen, atmen Sie ein paarmal kräftig ein und aus und fangen von vorn an.

Übungen: Entspannung durch richtiges Atmen

Übung 1: Den Atem spüren

Legen Sie sich flach auf den Boden. Lassen Sie die Luft in Brustraum und Bauch strömen. Atmen Sie dann deutlich langsamer aus als sonst. Sprechen Sie dabei innerlich langsam ein zweisilbiges Wort wie z. B. „Ruhe". Achten Sie darauf, dass Sie erst vollständig ausgeatmet haben, bevor Sie wieder einatmen.

Übung 2: Den Atem wecken

Strecken und recken Sie Ihren Körper im Stehen, Sitzen oder Liegen von Kopf bis Fuß. Strecken Sie die Arme nach allen Seiten, schließen Sie die Hände und öffnen sie wieder, wobei Sie die Finger weit spreizen. Dann den Rücken beugen und wieder aufrichten, die Beine bis zu den Zehenspitzen lang machen und dabei die Zehen spreizen. Öffnen Sie auch Mund und Rachen weit, atmen Sie tief ein und aus und gähnen Sie wohlig. Danach ruhen Sie einen Moment aus. Das Ganze zweimal wiederholen.

!

Lassen Sie die Luft beim Einatmen durch die Nase und beim Ausatmen durch den leicht geöffneten Mund strömen.

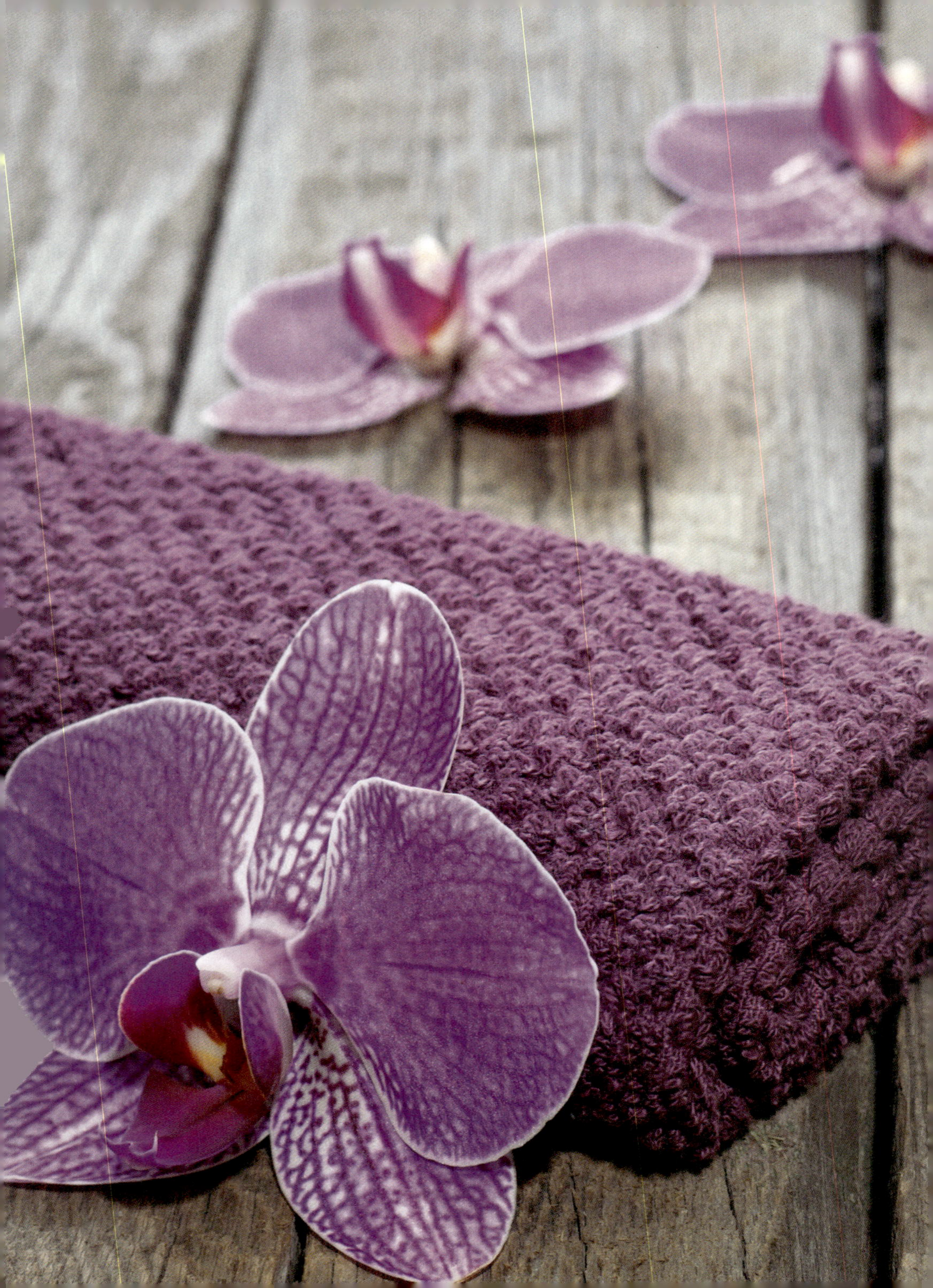

EINEN RÜCKFALL VERHINDERN UND ANDERE ACHTSAM UNTERSTÜTZEN

Eine Depression kann sich langwierig gestalten, es können immer wieder kleinere Rückschläge auftreten. Insgesamt ist der Heilungsprozess ein Auf und Ab, das sich fast unmerklich zum Besseren hin verändert. Wenn Sie schließlich den Weg aus der Depression gefunden haben, ist es wichtig, dass Sie Ihre seelische Gesundheit pflegen, damit es nicht zu einem Rückfall kommt. Was Sie dafür tun und wie Sie Ihrerseits Angehörigen zur Seite stehen können, erfahren Sie in diesem letzten Kapitel.

Wie beugen Sie einer erneuten Depression vor?

!

Pflegen Sie Ihre Seele so, wie Sie Ihr Auto regelmäßig warten lassen.

Da sich Belastungen in unserem Leben nicht einfach ausschalten lassen, müssen wir rechtzeitig darauf achten, einen Ausgleich zu finden, und nach Wegen suchen, wie wir mit Belastungen leichter umgehen können. Es gilt, nach einer überstandenen Depression die seelische Gesundheit so zu pflegen, wie wir auch unser Auto regelmäßig warten lassen. Beherzigen Sie diese sieben Punkte:

- Planen Sie regelmäßig positive Aktivitäten in Ihren Tagesablauf ein, pflegen Sie Ihre Hobbys, gönnen Sie sich Erholungspausen, belohnen Sie sich nach Erfolgserlebnissen und anstrengenden Tätigkeiten.
- Bewegen Sie sich regelmäßig, denn Sie wissen inzwischen, dass Sport die Ausschüttung von Endorphinen verstärkt und sich dies direkt auf unser Glücksgefühl auswirkt.
- Vergessen Sie auch in schwierigen Situationen nicht die positiven Seiten in Ihrem Leben, behalten Sie Ihre Stärken im Auge, seien Sie stolz auf das, was Sie geleistet haben, und erkennen Sie Ihre Erfolge an.
- Bauen Sie sich rechtzeitig ein tragendes und stützendes Netzwerk auf, halten Sie regelmäßigen Kontakt zu Angehörigen und Freunden, dann haben Sie auch in schwierigen Zeiten einen zuverlässigen, vertrauten Ansprechpartner.

!

Bauen Sie ein tragendes soziales Netzwerk auf.

- Schützen Sie sich vor Überforderung, indem Sie Nein sagen, und achten Sie auf Ihre eigenen Bedürfnisse.
- Sagen Sie rechtzeitig Nein.
- Sollten Sie längere Zeit niedergeschlagen sein, holen Sie sich rechtzeitig professionelle Hilfe.

Auf Warnsignale achten

Gerade in Zeiten, in denen Sie keine Depression haben, sollten Sie sich Ihre möglichen Frühwarnsymptome in Erinnerung rufen. Womit begann Ihre Depression? Welche Symptome traten zuerst auf? Notieren Sie sich diese in einem Heft und überlegen Sie entsprechende Gegenstrategien, für den Fall, dass erneute Anzeichen auftreten. Wer könnte in diesem Fall Ihr erster Ansprechpartner sein? Zu wem haben Sie in dieser Hinsicht Vertrauen? Haben Sie bereits jemanden, von dem Sie professionelle Unterstützung bekommen könnten? Wer wäre das, Ihr Hausarzt, Ihr Psychiater, Ihr Psychotherapeut? Was hat Ihnen bei Ihrer letzten Depression geholfen, wieder zurück ins Leben zu finden? Notieren Sie auch diese Schritte.

Und wenn Sie doch einen Rückfall erleiden?

Akzeptieren Sie, dass Ihre Depression ähnlich einer Grippe auch wieder einmal auftreten, aber auch wieder vergehen kann. Versuchen Sie, Ihre Lebensführung so darauf einzustellen, dass Sie erneuten depressiven Zuständen vorbeugen und im Falle eines Rückfalles rechtzeitig reagieren können. Und vergessen Sie auch bei einem Rückfall nicht, dass eine Depression behandelt werden kann, je früher, desto besser. Sie haben den Weg aus der Depression schon einmal geschafft, und Sie werden es mit professioneller Hilfe wieder schaffen. Sie haben keine Schuld!

!

Akzeptieren Sie, dass Ihre Depression wieder auftreten kann.

!

Gemeinsam lassen sich schwere Zeiten leichter ertragen.

Wie gehen Sie mit depressiven Angehörigen um?

Viele Menschen wissen nicht, wie sie sich einem depressiven Familienmitglied gegenüber verhalten sollen, manchmal merken sie nicht einmal, dass eine Depression vorliegt, sie entwickeln dem Kranken gegenüber selbst Gefühle der Ablehnung, Hilflosigkeit, Enttäuschung und Wut.

Hinzu kommt, dass sich depressive Menschen ganz und gar in ihrem Leid gefangen fühlen und der Zugang zu ihnen erschwert ist. Der Grund dafür liegt in dem allgemeinen Lebensgefühl „Ich kann nichts, bin nichts wert, keiner mag mich und ich bin auch noch schuld daran".

Sollten Sie den Verdacht haben, dass Ihr Angehöriger an einer Depression leidet, so können die folgenden Fragen, die Sie sich selbst stellen, zu einer genaueren Klärung beitragen:

- Fühlen Sie sich in der letzten Zeit häufiger von ihrem Angehörigen abgelehnt?
- Gibt es in der letzten Zeit häufiger Streit?
- Kümmern Sie sich in der letzten Zeit häufiger um Ihren Angehörigen und versäumen deshalb eigene Aktivitäten?
- Fühlen Sie häufiger Ärger, Enttäuschung und Wut, weil Ihr Partner Hilfsangebote von Ihnen ablehnt?
- Fühlen Sie sich zunehmend leer und ausgebrannt?

Wenn man die Zeit, den Willen und auch die nötige Empathie aufbringt, ist es durchaus möglich, einen Kontakt herzustellen. Ein erster Schritt besteht darin, das Vertrauen des Erkrankten zu gewinnen. Ein gewisses Verständnis für die psychologischen Hintergründe der depressiven Erkrankung ist ebenfalls erforderlich.

Depression erkennen: die drei Hauptthemen

- Das Selbstwertgefühl ist beschädigt, der Kranke fühlt sich weder geliebt noch gemocht.
- Der Depressive fühlt sich nicht dazu in der Lage, entsprechende Leistungen zu vollbringen.
- Für diesen Zustand gibt er sich selbst die Schuld.

Begleitet werden diese Einstellungen von einem Gefühl der Hilf- und Hoffnungslosigkeit.

Was Sie unterlassen sollten

Die meisten Angehörigen versuchen, dem Depressiven gut gemeinte Ratschläge zu geben, etwa „Nun reiß dich doch mal zusammen“, „Eigentlich geht es dir doch gut, du hast alles, wovon andere Menschen träumen“, „Sei doch nicht so undankbar“, „Treib doch mehr Sport und gehe an die frische Luft“. Aber auf diese Art und Weise wird der Depressive nur noch mehr mit seiner Unfähigkeit konfrontiert und fühlt sich umso hilfloser. So wundern sich die Angehörigen, wenn es dem Erkrankten anschließend noch schlechter geht, und verzweifeln zunehmend selbst. Bitte versuchen Sie nicht, dem Kranken damit zu helfen:

!

Gut gemeinte Ratschläge haben oft eine verheerende Wirkung.

Floskeln „Eigentlich geht es dir doch gut.“ Depressive Menschen erleben diese Äußerung als schmerzliche Fehlinterpretation ihres Zustandes und fühlen sich anschließend noch einsamer und unverstandener. Umso mehr geben sie sich die Schuld dafür, dass sie nicht so fröhlich sein können, wie es ihre Umgebung von ihnen erwartet.

Ablenkungen „Wie wäre es denn, wenn du wieder einmal etwas mit deinen Freunden unternimmst?“ Es ist nutzlos, einem Depressiven Vorschläge zur Aufheiterung zu unterbreiten. Sie kommen bei ihm nicht an, er möchte das zwar tun, fühlt sich dazu aber nicht in der Lage.

Leere Versprechungen „Du wirst sehen, in ein paar Wochen ist alles wieder gut." Der Erkrankte weiß selbst, dass der Weg aus der Depression nicht so einfach ist, oft hat er schon einen langen, von den anderen unbemerkten Leidensweg hinter sich und fürchtet sich davor, den anderen wieder den erfolgreichen, gut gelaunten Menschen vorspielen zu müssen.

Appelle „Nun reiß dich mal zusammen!" Solch ein Satz stürzt einen Depressiven in eine tiefe Verzweiflung und kann sogar eine Selbstmordgefahr hervorrufen. Der Kranke fühlt sich selbst so hoffnungslos und willensschwach, dass er bei diesem Aufruf resigniert. Könnte er sich zusammenreißen, wäre er nicht depressiv.

!

Viele Ratschläge machen alles nur noch schlimmer.

Was Sie für den Kranken tun können

Zuhören Nehmen Sie sich Zeit für den Kranken und lassen Sie ihm vor allem Zeit, sich wieder zu sammeln und zu äußern.

Verstehen Das Gefühl des Angenommenseins sollte an keine Bedingungen oder gar Leistungen geknüpft sein. Der Erkrankte sollte das Gefühl haben, auch dann angenommen zu sein, wenn er nicht in der Lage ist, entsprechende Bedingungen oder Leistungen zu erfüllen, oder auch wenn die Besserung nicht so schnell eintritt wie erhofft.

Akzeptieren und wertschätzen Auch wenn es Ihnen zuweilen widerstrebt, müssen Sie den Kranken bedingungslos so akzeptieren, wie er sich momentan verhält, damit er wieder ein Gefühl für den eigenen Selbstwert erhält.

Nichtdepressive Verhaltensweisen verstärken Beobachten Sie genau, in welchen Momenten sich der Depressive weniger lustlos verhält, und greifen Sie diese Momente gezielt auf! Äußern Sie dabei Ihre eigene Freude, erinnern und ermuntern Sie ihn dabei.

Leichte Anforderungen stellen Trotz seines Rückzugsverhaltens sollten Sie den Kranken zu kleinen Eigenaktivitäten anhalten, um winzige Erfolgserlebnisse herbeizuführen und so sein

Selbstwertgefühl zu stärken. Dabei sollten Sie Tätigkeiten bevorzugen, die dem Patienten früher Freude bereitet haben.

Womit helfen Sie sich in dieser Situation selbst?

Sie sind bereits auf dem richtigen Weg, indem Sie sich Informationen einholen. Eine Entlastung ist es, zu wissen, dass der Depressive sich nicht so verhält, weil er Sie nicht liebt, sondern, dass er an einer Erkrankung leidet und deshalb nicht anders kann. Eine Depression stürzt eine Partnerschaft oft in eine schwere Krise. Sie dürfen sich deshalb auch alle Hilfe und Unterstützung holen, die erforderlich ist, um mit den zwangsläufig in dieser Situation auftretenden Gefühlen wie Ärger oder Wut umzugehen. Sicherlich ist es auch nicht einfach für Sie, die eigenen Grenzen zu wahren und sich nicht zu überfordern. Versuchen Sie Hilfe zu bekommen – vielleicht können die Großeltern öfter auf die Kinder aufpassen, damit sich auch für Sie Freiräume entfalten, oder Freunde können mit Ihnen die Lage besprechen.

!

Nehmen Sie Selbstmorddrohungen unbedingt ernst.

Bitte beachten Sie: Bei Selbstmorddrohungen gelangen Sie schnell an Ihre eigenen Grenzen. Zögern Sie nicht, den Arzt oder die Polizei zu verständigen.

Und wenn es vorbei ist – ein Ausblick

„Anfangs wollt ich fast verzagen,
Und ich glaubt' ich trüg' es nie;
Und ich hab' es doch getragen –
Aber fragt mich nur nicht, wie?"
Heinrich Heine, aus: „Buch der Lieder"

Es ist natürlich kaum vorstellbar, dass so ein schweres Leiden wie eine Depression auch einen Sinn haben soll; aber seit jeher fragen sich die Menschen, welche Bedeutung ihre Krankheit haben könnte. Sich dieser Frage zu stellen bedeutet aber auch eine Chance, sich mit dem eigenen Selbst in eine Auseinandersetzung zu begeben, statt die Depression einfach nur als Schicksal aufzufassen.

Viele Patienten berichteten mir von der enormen Bereicherung, die sie durch die Bewältigung der Krankheit erfahren haben, und möchten nicht mehr in ihr altes Ich zurückkehren. Sie übersetzen die Depression als Information über Sehnsüchte – z. B. gebraucht zu werden, angenommen und akzeptiert zu sein, sich abgrenzen zu dürfen, aber auch Nähe haben zu können, sich sicher und geborgen fühlen zu dürfen, verstanden zu werden – und sie haben gelernt, wie man sich diese Wünsche erfüllen kann.

!

Die Depression sagt uns etwas über unsere Sehnsüchte.

So sehen viele Depressive in dieser Erkrankung die Botschaft, etwas in ihrem bisherigen Leben zu verändern, was sich als nicht stimmig erwiesen hat – das kann den Beruf, die Partnerschaft, eine Fehlbalance zwischen Arbeit und Freizeit oder eine allgemeine Erstarrung der Lebenskraft betreffen. Durch die Auseinandersetzung mit der Depression gerät das Leben wieder in einen Fluss, neue Sichtweisen tauchen auf, neue Erkenntnisse kommen hinzu und ungewohnte Welten lassen sich entdecken, denen man sich vorher nicht gestellt hat, die aber höchst interessant sein können.

Durch die Depression wächst der Leidensdruck und damit letztendlich die Bereitschaft, etwas zu verändern; in diesem Sinn erfüllt sie eine Warnfunktion. Man lernt, seine eigene Persönlichkeit zu entwickeln, seinen eigenen Weg zu gehen, sich gegenüber Forderungen der Umgebung besser abzugrenzen, Überforderung rechtzeitig abzuwehren. In diesem Sinn ist die Depression auch ein Kompass, der darauf hinweist, dass man zu viel auf die anderen und zu wenig auf sich selbst geachtet hat. Eigene Bedürfnisse und Wünsche werden wieder deutlicher wahrgenommen und statt der starr vorgegebenen Regeln erfüllt.

> **!**
> Das Leben kennt keinen Stillstand. Darum hilft ein guter Kompass.

Man lernt auch wieder, sich selbst besser zu spüren und auf sich zu hören, eine Fähigkeit, die man vorher verlernt hatte. Was gibt es Schöneres, als wenn die Neugier auf das Leben wieder erwacht und wenn man durch die Krankheit wieder gelernt hat, gut zu sich selbst zu sein?

> **!**
> „In jedem Winter steckt ein zitternder Frühling, und hinter dem Schleier jeder Nacht verbirgt sich ein lächelnder Morgen."
> Khalil Gibran

Hat man die Depression auf eine gute Art und Weise verarbeitet, so hat man an Selbstreflexion und Stärke gewonnen. Was man durch die Krankheit gelernt hat, kann einem nicht mehr genommen werden.

Stellen wir uns das Leben als ein buntes Mosaik vor. Aus den verschiedensten Steinchen ergibt sich ein buntes Bild, das uns vor Augen führt, wie unser Lebensmuster aussieht. Dazu gehören auch dunkle Steinchen, erst sie geben dem Bild die nötige Tiefenwirkung, das Bild wird dadurch interessanter und eigenwilliger. Dieses Bild wiederum ist eingewoben in das große ganze Bild, es fügt sich ein in ein gesamtes „Weltbild" und trägt zu seiner Vielfalt bei.

Ich wünsche Ihnen ein interessantes und eigenwilliges Mosaikbild für Ihr Leben!

ANHANG

Wichtige Adressen

Deutschlandweite Basisangebote

Telefonnummern
Evangelische Telefonseelsorge:
0800 1110111
Katholische Telefonseelsorge:
0800 1110222
Telefonseelsorge für Kinder und Jugendliche: 0800 1110333
Diese Telefonnummern sind kostenfrei und rund um die Uhr besetzt, hier ist auch eine anonyme Beratung möglich.

Beratungsstellen
Ehe-, Familien- und Lebensberatungsstellen sowie Erziehungsberatungsstellen finden Sie in Ihrer Stadt bzw. Gemeinde.

Internet-Adressen

www.krisen-intervention.de
Die Seite führt sehr viele bundesweit nach Postleitzahlen aufgelistete Angebote auf sowie überregionale Adressen in der Schweiz und in Österreich, wichtige Internet-Adressen zu den Themen Suizid, Krise, Depression und Angebote für die Online-Beratung.

www.buendnis-depression.de
Mit der größten und bekanntesten unabhängigen Selbsthilfeplattform zum Thema Depression im deutschsprachigen Raum.

Register

Dr. Andrea Flemmer

Mood-Food – Glücksnahrung

2., aktualisierte Auflage

Wie man durch Essen glücklich wird

176 Seiten, 62 Farbfotos, Klappenbroschur
ISBN 978-3-89993-593-6
€ 16,95

- Gute Laune durch die richtigen Lebensmittel
- Wie wirkt Essen auf die Psyche?
- Ein wissenschaftlich fundiertes Buch
- Die Autorin ist anerkannte Ernährungsexpertin
- NEU: Mit einem Geleitwort von Sternekoch Alfons Schuhbeck

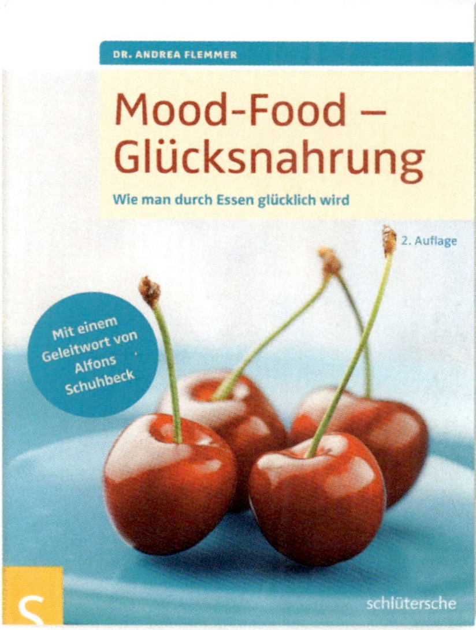

Viele Nahrungsmittel beeinflussen die Psyche stärker als bislang angenommen. So hat die Wissenschaft erwiesen, dass eine geschickte Speiseplangestaltung die Laune deutlich verbessern und sogar Glücksgefühle erzeugen kann.

Ein wichtiger Botenstoff im Gehirn ist dabei das Serotonin. Je mehr davon vorhanden ist, umso besser ist unsere Stimmung. Weitere „Glücksstoffe" sind in Nüssen und Samen, Hülsenfrüchten, Getreide und Käse, in Fisch und Fleisch enthalten. Dieser Ratgeber erklärt, welche Nahrungsmittel der Mensch benötigt, um glücklich zu sein.

Stand August 2013. Änderungen vorbehalten.

schlütersche
www.buecher.schluetersche.de

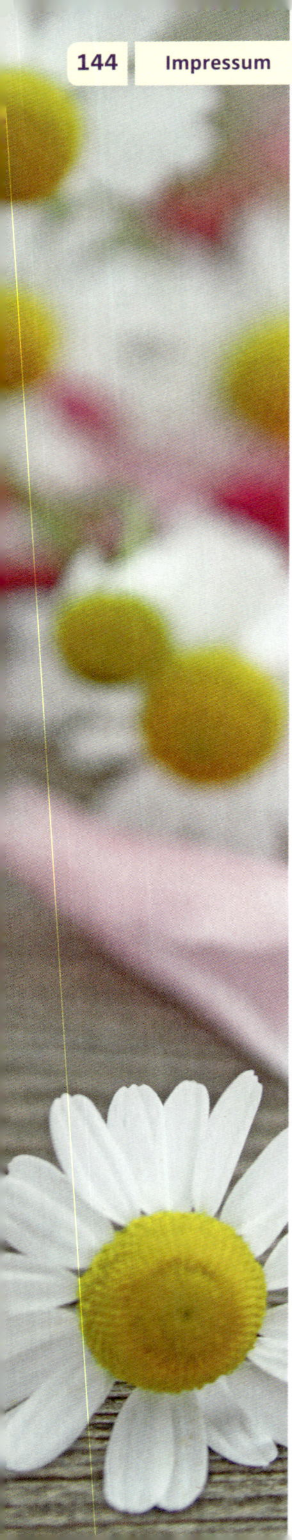

Bibliografische Information der Deutschen Nationalbibliothek
Die Deutsche Nationalbibliothek verzeichnet diese Publikation in der deutschen Nationalbibliografie; detaillierte bibliografische Daten sind im Internet über http://dnb.ddb.de/ abrufbar.

ISBN 978-3-89993-649-0 (Print)
ISBN 978-3-8426-8460-7 (PDF)

Fotos:
Titelfoto: gettyimages
123rf.com: Natalia Barsova: 8/9; Alena Ozerova: 60/61; subbotina: 101; udra: 130/131
Fotolia.com: azurita: 1; Nastya Tepikina: 2/3; Nmelnychuk: 4; fotofreakdgy: 78, 92, 103; photocrew: 104/105; Barbara-Maria Damrau: 144

Hans-Böckler-Allee 7, 30173 Hannover
www.schluetersche.de

Die im Buch veröffentlichten Ratschläge wurden von der Verfasserin sorgfältig erarbeitet und geprüft. Eine Garantie kann dennoch nicht übernommen werden, ebenso ist eine Haftung der Verfasserin bzw. des Verlages und seiner Beauftragten für Personen-, Sach- und Vermögensschäden ausgeschlossen.
Die in diesem Buch enthaltenen Informationen sind kein Ersatz für eine ärztliche Diagnose oder Behandlung. Patienten mit andauernden Beschwerden oder Krankheitssymptomen wenden sich bitte an einen Arzt.

Lektorat: Angelika Lenz, Steinheim a. d. Murr
Covergestaltung: Kerker + Baum Büro für Gestaltung, Hannover
Innengestaltung: Groothuis, Lohfert, Consorten, Hamburg
Satz: Die Feder Konzeption vor dem Druck GmbH, Wetzlar
Druck und Bindung: Grafisches Centrum Cuno GmbH & Co. KG, Calbe
Hergestellt in Deutschland.